SEIZE ANNÉES

DE

CLINIQUE CHIRURGICALE CIVILE

AU BRÉSIL

PARIS. — IMPRIMÉ CHEZ BONAVENTURE ET DUCESSOIS,
55, quai des Grands-Augustins.

SEIZE ANNÉES
DE
CLINIQUE CHIRURGICALE
CIVILE
AU BRÉSIL

Comprenant : un Tableau statistique de toutes les opérations pratiquées par l'auteur avec les résultats obtenus ; la Description d'Instruments nouveaux imaginés par lui, pour la chirurgie urétrale ; et des Considérations chirurgicales sur l'*hydrocèle*, les *rétrécissements de l'urètre*, le *cancer du sein*, celui de l'*utérus*, la *lithotritie*, la *taille*, les *hernies*, et les *résections des os* ;

Mémoire lu à l'Académie de Médecine de Paris,

PAR

ANTONIO DA COSTA

Docteur en médecine des Facultés de Montpellier et de Rio-Janeiro,
Membre de l'Institut du Brésil, de l'Académie impériale de Médecine de Rio-Janeiro,
Membre de la Société anatomique de Paris,
de la Société protectrice de l'industrie nationale de Rio-Janeiro,
et de la Société des Sciences médicales de Lisbonne;
Chirurgien de l'hôpital civil de Santa Casa da Misericordia,
Chirurgien consultant de l'hôpital des Carmes,
Médecin de la Légation de France,
et de la Société française de Bienfaisance au Brésil;
Chevalier des ordres impériaux de la Légion d'honneur et de la Rose, de l'ordre du Christ, et de l'ordre royal militaire de la Conception de Portugal ;

Précédé du **Rapport** fait à l'Académie
par une Commission composée de **MM. Civiale, Velpeau,**
et **Jobert** (de Lamballe), *rapporteur*.

PARIS

AU BUREAU DU MONITEUR DES HOPITAUX,
RUE DE L'ODÉON, 22 ;

Et chez LABE, libraire de la Faculté de Médecine de Paris.
RUE ET PLACE DE L'ECOLE DE MÉDECINE.

1855

RAPPORT

SUR LES TRAVAUX CHIRURGICAUX

DE M. ANTONIO DA COSTA

Chirurgien de l'hôpital civil de Rio-Janeiro (Brésil)

Lu à l'Académie impériale de médecine de Paris, dans la séance du 4 septembre 1855, *au nom d'une commission composée de* **MM. Velpeau, Civiale** et **Jobert** (de Lamballe), *rapporteur.*

« Dans la séance du 12 juin 1855, M. le docteur A. da Costa a lu à l'Académie un résumé des principales opérations qu'il a faites à Rio-Janeiro pendant seize ans de pratique.

« Ce résumé est accompagné d'un avant-propos dans lequel l'auteur fait l'historique de l'école de Rio-Janeiro; il cite les souverains don Juan VI, don Pedro Ier et don Pedro II comme ayant été utiles à sa création et à son développement.

« Il nous apprend que l'école de Rio-Janeiro fut fondée par don Juan en 1813, et qu'en 1832, don Pédro augmenta ses prérogatives; mais ce fut seulement en 1838 qu'on y conféra, pour la première fois, le titre de docteur en médecine. Jusqu'à cette époque, Coïmbra eut, seule, le droit de faire des docteurs et d'enseigner les hautes sciences et les lettres.

« M. da Costa consacre plusieurs pages au progrès de la science médicale dans le Brésil. Cet aperçu lui permet de tracer, en peu de mots, la biographie de quelques médecins ses compatriotes. Il est rare de trouver une plume aussi bienveillante, aussi impartiale et aussi chaleureuse.

« Les obstacles que notre jeune confrère a eu à surmonter lorsqu'il s'est agi de mettre en application les doctrines d'une chirurgie nouvelle, puisées dans un autre pays, sont aussi mentionnés dans cet avant-propos.

« Le travail de M. da Costa est composé de plusieurs chapitres, dans lesquels il rend compte de ses réflexions pratiques sur l'hydrocèle, les rétrécissements de l'urètre, la lithotritie, la lithotomie et le cancer de l'utérus.

L'hydrocèle paraît avoir remplacé au Brésil l'éléphantiasis des Arabes. Il attribue cette dernière lésion à l'alimentation, à l'humi dité des habitations, et pense que sa disparition provient des changements survenus dans les habitudes et le régime des Brésiliens. L'hydrocèle est très-fréquente, et, presque toujours due aux variations brusques de la température.

« Avant que notre confrère exerçât la chirurgie à Rio-Janeiro, la ponction de la tunique vaginale était suivie d'une injection faite avec une dissolution de sulfate de cuivre. Un chirurgien très-exercé de cette ville dit en avoir fait usage des milliers de fois sans accident, et c'est tout au plus s'il a remarqué dix ou douze récidives. M. da Costa a cependant vu une gangrène du scrotum due à l'injection d'une dissolution de sulfate de cuivre. Nous croyons devoir le louer d'avoir *osé* substituer la teinture iodée à ce médicament. (L'auteur a suivi la formule de M. Velpeau.)

« Dans le second chapitre, M. da Costa raconte qu'à l'époque où il est arrivé au Brésil, on traitait les rétrécissements par la cautérisation seulement.

« M. da Costa trouve l'explication du grand nombre de rétrécissements urétraux à Rio-Janeiro dans la fréquence de la maladie vénérienne, dans l'usage des injections avec des dissolutions de sulfate de cuivre, d'alumine, de vin de Porto chargé d'acétate de plomb, et dans l'abus des boissons sudorifiques avec addition d'eau-de-vie et de rhum.

« M. da Costa rapporte deux observations de rétrécissements compliqués. Le premier fait est remarquable par l'oblitération d'une grande partie de la portion spongieuse de l'urètre, par de nombreuses fistules et un engorgement de la prostate. Notre confrère a refait l'urètre à l'aide du trocart et d'une canule placée à demeure ; puis il a guéri l'altération de la prostate par la section de cet organe, exécutée avec le lithotome double de Dupuytren. L'opération de la boutonnière avait été faite préalablement.

« La seconde observation se distingue par la destruction d'une grande partie de la paroi inférieure de l'urètre et par quatre petits calculs contenus dans la vessie. Le malade voulut dilater l'urètre avec des algalies métalliques; mais il ne put vaincre l'obstacle, déterminé par de fréquentes blennorrhagies, et, après des efforts inutiles, il survint un dépôt accompagné de gangrène. M. da Costa fut assez heureux pour rétablir le cours de l'urine au moyen d'une sonde placée dans la vessie. La nature fit en partie les frais de la guérison; mais il demeura une fistule urétrale dont il obtint l'oblitération par le ravivement des bords de la plaie et la suture entortillée, exécutée avec de petites épingles d'or. Notre habile confrère s'apercevant que, par instants, il existait de la difficulté dans l'excrétion de l'urine, explora la vessie et y découvrit plusieurs calculs. Deux furent retirés avec l'ingénieuse pince à trois branches de M. Civiale, et les deux autres furent expulsés avec l'urine.

« Ces deux faits et beaucoup d'autres donnèrent à M. da Costa l'idée de quelques instruments qu'il désigne sous les noms d'*algalie bouchée*, de *sonde-pince* et de *sonde électrique*.

« Voici, d'ailleurs, comment il s'exprime à leur sujet :

« **Algalie bouchée.**—Le désagrément que nous avons longtemps « éprouvé, lorsque nous avons pratiqué le cathétérisme forcé, de « voir notre algalie bouchée, soit par le sang coagulé dans son inté- « rieur, soit que ce même sang en tamponnât les yeux, et de nous « voir ainsi obligé de faire des injections pour la déboucher, soit « même quelquefois de la retirer pour la réintroduire ensuite avec « les mêmes difficultés, nous ont suggéré l'idée de confectionner « une algalie qui arriverait fermée dans la vessie pour s'y ouvrir « ensuite. Cette algalie, que nous avons nommée *algalie bouchée*, « est parcourue par une tige dont le tiers inférieur est divisé en « deux autres tiges au bout desquelles se trouvent deux petites « pièces d'argent, qui ont la conformation des trous de l'algalie « auxquelles elles s'adaptent parfaitement bien. L'intérieur de la « tige simple est percé entièrement, et par son intérieur glisse un « fil de fer terminé en haut par un bouton vissé, tandis qu'à l'ex- « trémité inférieure se trouve soudée une pièce d'argent en forme « de coin qui sert à être tirée en dehors, et écarter les deux autres « tiges auxquelles se trouvent adaptés les tampons des trous, et « ainsi les ajuster fortement aux mêmes trous, les bouchant her- « métiquement. Cette algalie, qui, ainsi fermée, forme une sonde « massive, parcourt tout le canal de l'urètre sans avoir les incon- « vénients dont nous avons parlé plus haut. Pour faire fonctionner « l'algalie, une fois introduite dans la vessie, on n'a qu'à pousser « le petit bouton de la tige à laquelle est adapté le coin qui, « repoussé en bas, cesse d'opérer l'écartement des tampons, les- « quels s'abattent et ne ferment plus les yeux de l'algalie par

« lesquels l'urine s'écoule parfaitement bien lorsqu'on a retiré tout ce petit appareil contenu dans l'algalie. Cet instrument nous a toujours été fort utile lorsque nous avons pratiqué le cathétérisme forcé.

« **Sonde-pince.** — L'instrument que nous avons appelé *sonde-pince*, et qui est composé d'un mécanisme emprunté à celui de la cuvette articulée, est un instrument que nous avons employé avec beaucoup d'avantage pour l'extraction des corps étrangers de l'urètre, lorsqu'ils ne sont pas trop engagés.

« Cet instrument, auquel nous avons donné tantôt la forme droite, tantôt la forme courbe, a la forme d'une sonde ordinaire dont l'extrémité inférieure se partage en deux portions ou moitiés, lesquelles sont articulées au corps de l'instrument ayant chacune un demi-pouce de longueur, s'ouvrant et se fermant à volonté par le même mécanisme qui fait agir la petite curette de la sonde de ce nom. L'intérieur de ces deux moitiés est creux dans toute sa longueur, ce qui fait que les corps étrangers, une fois engagés dans l'instrument, se trouvent enchâssés dans ce creux et peuvent être retirés du canal sans l'offenser aucunement.

« Nous ne nous sommes jamais servi de cet instrument pour les cas qui nécessitent le broiement des corps engagés, mais seulement pour ceux où l'extraction n'exigeait pas ce secours puissant.

« **Sonde électrique.**—Cette sonde, confectionnée à l'instar du brise-pierre de M. Heurteloup, se compose d'une branche mâle de cuivre et d'une branche femelle de zinc. Celle-ci est en forme de demi-gouttière, qui permet à l'autre de glisser dans son intérieur. L'extrémité de la portion courbe est terminée par un bout pareil à celui de toutes les sondes; l'autre extrémité se termine par une petite coupole à vis qui maintient unies et fixes les deux branches.

« Quand on veut se servir de cette sonde, on n'a qu'à dégaîner les branches, et à introduire dans la gouttière de la branche femelle une petite bandelette de linge trempée dans de l'eau acidulée. On fait glisser alors la branche mâle; on visse le tout avec la petite coupole, et l'on a ainsi une petite pile qui fonctionne parfaitement bien.

« Le chirurgien met un gant de soie, enduit la sonde de salive.
« et l'introduit dans le canal, où il la laisse le temps voulu.
« S'il doit la laisser très-longtemps, il sera nécessaire de la retirer
« de temps à autre pour la charger de nouveau.

« Nous avons employé ce petit appareil dans cinq cas de para-
« lysie du col : nous avons obtenu trois guérisons et deux amélio-
« rations. »

« Un chapitre est exclusivement destiné à l'exposé statistique des opérations de lithotritie. Suivant notre confrère, cette belle découverte a été importée du Brésil, en 1838, par le docteur Peixoto et par lui. Trente-quatre fois il a eu l'occasion de pratiquer le broiement de la pierre avec l'ingénieux instrument de M. Heurteloup. Sur ce nombre de malades opérés, deux ont succombé, et il y a eu cinq récidives.

« Quelques séances ont suffi, en général, pour détruire le calcul.

« M. da Costa parle d'un petit calcul écrasé dans la vessie d'un enfant de cinq mois qui était né d'une mère graveleuse.

« Il a fait six fois seulement l'opération de la taille, très-redoutée au Brésil. Deux malades ont succombé et quatre ont guéri. Il a exécuté cette grave opération sur de jeunes sujets, dont trois au-dessous de onze ans et trois au-dessus de dix-huit. La taille bilatérale a été constamment mise en usage.

« Je ne ferai qu'indiquer les opérations de hernies mentionnées dans son travail. Sur douze opérations, dont deux hernies ombilicales, une crurale et neuf inguinales, il a obtenu neuf guérisons.

« Dans le dernier chapitre, l'auteur croit pouvoir attribuer la fréquence du cancer de l'utérus à la précocité de la menstruation, au mariage qui a lieu à onze, douze, treize, quatorze ans, et à la syphilis.

« Avant que notre confrère exerçât la chirurgie à Rio-Janeiro, la médication se bornait à la cautérisation au nitrate d'argent et au nitrate d'acide de mercure, et l'on n'avait pas encore fait d'opération sanglante sur la matrice, lorsqu'il osa pratiquer son ablation partielle deux fois, et une fois son extirpation totale. M. da Costa enleva en totalité, sur une Française, l'utérus devenu cancéreux.

« La chute de cet organe, qui dépassait la vulve, facilita l'opération, qui ne dura que dix minutes. Trois points de suture servirent à réunir la plaie du vagin. La guérison dura cinq mois. Au bout de ce temps, cette courageuse malade succomba à un abcès iliaque.

« M. da Costa termine son intéressant travail par un tableau où il récapitule toutes les opérations qu'il a pratiquées à Rio-Janeiro.

« D'après ce qui vient d'être dit, la chirurgie était fort peu en progrès au Brésil lorsque M. da Costa y a introduit les idées nouvelles qu'il avait puisées dans l'école française, dont il s'honore d'avoir été l'élève. Les heureux résultats obtenus par cet habile chirurgien ont singulièrement contribué à faire introduire dans ce pays les procédés et les méthodes qui y étaient encore ignorés.

« Le zèle dont M. da Costa est animé pour la science engage vos commissaires à demander que son nom soit inscrit parmi ceux des médecins qui doivent figurer sur la liste de présentation comme membres correspondants. Votre commission vous propose en outre, Messieurs, de décider que le travail consciencieux qu'il vous a soumis soit déposé honorablement dans les archives de l'Académie. »

Ces conclusions sont adoptées à l'unanimité.

(*Compte rendu de la séance de l'Académie impériale de Médecine de Paris.*—Moniteur des Hôpitaux, du 28 septembre 1855.)

A MESSIEURS LES MEMBRES

DE L'ACADÉMIE DE MÉDECINE DE PARIS.

MESSIEURS,

C'est en écoutant vos savantes leçons que j'ai pu acquérir ce que je possède d'instruction sur l'art de guérir ; j'ai pu en même temps, dans le cours de mes études, apprécier la bienveillante indulgence que vous savez associer au talent, et qui est d'ailleurs un caractère distinctif des savants professeurs français. C'est sur cette bienveillance que j'ai besoin de compter aujourd'hui pour oser présenter à cette illustre compagnie le fruit de mes travaux.

Il y a seize ans, je quittais la France, emportant le titre de docteur en médecine, faible lien qui déjà m'attachait à vous, et formant le rêve de vous appartenir par des liens plus intimes et plus honorables. Était-ce prétention exagérée, témérité? A vous, qui avez déjà été mes juges, d'en décider avec la même bienveillance dont vous m'avez honoré dans d'autres circonstances. Depuis seize ans, j'ai travaillé dans le principal but d'obtenir cette haute faveur de la part d'un corps où siégent les plus grandes illustrations du monde médical. Les deux mille lieues que je viens de franchir, la famille bien-aimée dont je me suis séparé, la clientèle étendue que j'ai dû abandonner, vous prouveront que mes désirs sont bien au-dessus du mérite de mes travaux.

Vous mettrez donc le comble à mon ambition et à ma reconnaissance en m'associant à vos travaux en qualité de membre correspondant, et il me semble que ma patrie et ma famille me seront encore plus chères, quand je pourrai reporter sur elles une partie de l'honneur insigne que vous m'aurez accordé.

A. DA COSTA.

AVANT-PROPOS

COUP D'OEIL SUR L'ÉTAT DE LA CHIRURGIE AU BRÉSIL.

C'est un fait incontestable que le développement des beaux-arts et de toutes les sciences eut lieu, au Brésil, après l'arrivée de D. João VI, roi de Portugal, qui avait quitté sa capitale et sa cour, en 1807, lorsque les aigles françaises planaient victorieuses sur toute l'Europe.

L'Epoque de notre émancipation intellectuelle est marquée par cet événement politique, dû à l'influence dominante du premier Empire français sur toutes les nations du vieux monde.

Qu'étaient en effet la science et les arts au Brésil avant l'arrivée de D. Joao VI? Nous possédions à peine quelques écoles primaires, et toutes les étudesupérieures sefaisaient à l'université Coïmbra, où le monopole scientifique était porté au point qu'elle n'accordait guère l'instruction qu'à ses propres enfants. Quiconque n'avait pas fait ses études dans la célèbre université, était par cela même en quelque sorte jugé incapable de faire partie de la république des lettres.

Les aspirants à la médecine, à la chirurgie ou à toutes les autres sciences devaient recevoir le baptême avec les eaux du Mondego.

Le changement qui s'opéra après l'arrivée de la cour portugaise fut aussi rapide qu'heureux pour notre belle patrie. Le joug colonial disparut. On put faire des études ailleurs qu'en Portugal, et dès lors, plusieurs Brésiliens se rendirent dans les facultés de France, d'Angleterre, d'Allemagne, où ils firent des études qui leur valurent plus tard une supériorité bien reconnue, et par suite, leur promotion aux places les plus importantes et au professorat.

La médecine et la chirurgie suivirent l'impulsion imprimée à toutes les sciences et acquirent un prompt développement. L'école médico-chirurgicale, la première qui eût existé au Brésil, fut fondée par un décret du mois d'avril 1813; elle fournit plus d'un praticien distingué. Plus tard, en 1832, elle fut élevée au rang de faculté de médecine ; les études s'y firent plus régulièrement, tout à fait à l'instar des facultés de France, d'où sortaient la plupart des professeurs. Les uns étaient nommés au concours, les autres directement par le gouvernement. Comme conséquence de cette organisation, on conféra pour la première fois, en 1838, le grade de docteur en médecine, sous le gouvernement de D. Petro II, et sous le décanat de M. le Dr J. M. C. Jobim, médecin d'une grande érudition, aujourd'hui sénateur de l'Empire.

En général, les médecins reçus dans les facultés de Rio et de Bahia, les deux seules qui existent, se livrent très-peu à la chirurgie : soit que les études anatomiques et les cliniques chirurgicales se fassent d'une manière très-susceptible de perfectionnement, soit que la fréquentation des hôpitaux au Brésil n'offre pas tout l'intérêt possible et soit entourée de trop de difficultés ; soit enfin que les élèves aient peu de goût pour les dissections anatomiques et les opérations, le fait est, disons-nous, que les deux facultés n'ont fourni qu'un nombre très-minime de chirurgiens.

Il faut reconnaître cependant que, parmi les jeunes chirurgiens qui commencent à débuter à Rio, plusieurs sont élèves des facultés brésiliennes ; mais nous avouons aussi que ceux-là, après leur réception, sont allés en

France perfectionner leurs études et augmenter leurs connaissances.

A notre arrivée au Brésil, en 1839, nous avons trouvé trois médecins à la tête de la chirurgie ; deux étaient élèves de l'école médico-chirurgicale ; un, de l'école de Paris ; notre collègue, le docteur A. J. Peixoto, arrivé neuf mois avant nous, commençait une lutte sérieuse contre les difficultés et les préjugés qui s'élevèrent dès qu'il se présenta comme chirurgien.

Qu'on nous permette quelques mots sur chacun de ces trois chirurgiens.

Le premier, M. Christovão José dos Santos, occupait la première place. Son nom représentait toute la chirurgie, et il avait effectivement droit à l'estime et à la considération dont il jouissait. Élève de l'école primitive de Rio, où les études laissaient beaucoup à désirer, il s'était fait remarquer de ses camarades, dès le début, par son travail et son goût pour la chirurgie. Reçu *chirurgien-approuvé*, seul titre que l'école accordât alors, il fit un voyage aux Indes, où il ne put nécessairement perfectionner ses connaissances. De retour dans notre pays, il n'en fut pas moins porté au premier rang dans le monde chirurgical et devint bientôt l'unique opérateur de Rio-Janeiro.

Je n'exagère rien en disant qu'il fut un temps où il n'était pas permis de toucher un bistouri sans l'agrément de M. Christovão.

Un jugement chirurgical excellent, un coup d'œil précis, une main très-sûre et surtout une rare modestie, joints à la noblesse et à la dignité du caractère, étaient les attributs de ce chirurgien.

Déjà, à notre arrivée au Brésil, en 1839, le poids des ans se faisait sentir chez M. Christovao; sa vue commençait à lui être infidèle et sa main ne le servait plus avec toute la sûreté désirable. Nous lui avons cependant vu pratiquer plusieurs opérations, et nous sommes heureux de déclarer qu'on reconnaissait sans peine, à sa manière, un opérateur hardi et habile. A l'exception de certaines opérations modernes, telles que la lithotritie, la ténotomie, la résection des os, il a pratiqué avec le plus remarquable succès toutes les grandes opérations. Aujourd'hui c'est encore un praticien aux lumières duquel nous nous empressons d'avoir recours dans les cas graves, et dont nous nous trouvons toujours bien de prendre les avis en grande considération.

Le second chirurgien était M. le docteur J. P. de Carvalho, professeur de clinique chirurgicale à la faculté de Rio. Une certaine aptitude, beaucoup de travail et de persévérance ont conduit M. Carvalho à une place honorable parmi les chirurgiens de son époque; mais on reconnaît plus encore, dans sa manière d'opérer, travail le opiniâtre de l'homme que la hardiesse de l'opérateur et le génie chirurgical.

M. Carvalho s'efforce de suivre les progrès de la chirurgie moderne, et il en pratique les opérations d'une manière assez satisfaisante. Quoique la pratique chirurgicale soit aujourd'hui bien plus divisée, M. Carvalho exerce très-activement son art. Il a particulièrement acquis dans ces derniers temps une certaine célébrité comme ophthalmologiste, et il a pratiqué plusieurs opérations de cataracte.

Après les deux chirurgiens que nous avons cherché à caractériser en quelques mots, vient M. J. C. S. de Meirelles, une de nos illustrations médicales, qui jouit d'une réputation très-étendue. Ce médecin avait déjà exercé la médecine et la chirurgie d'une manière fort satisfaisante, n'ayant fait d'autres études que celles qu'on faisait à l'ancienne école de Rio, lorsqu'il vint prendre le grade de docteur à la célèbre faculté de Paris. A son retour, en 1827, il débuta de nouveau d'une manière brillante et ne tarda pas à devenir un des chirurgiens les plus renommés.

Les opérations les plus graves, les plus pénibles comme les plus délicates, furent alors pratiquées avec un succès qui répondit à l'habileté de l'opérateur : la ligature des principales artères, l'opération césarienne, l'amputation dans la contiguité, celle de l'épaule notamment, furent exécutées par M. de Meirelles.

Malheureusement, dans notre pays, on n'est pas toujours ce qu'on veut, mais ce que les circonstances vous forcent à être. M. de Meirelles dut changer le bistouri contre la plume, la médecine lui ouvrant un nouveau champ. Sa carrière médicale ne fut pas moins brillante que celle qu'il s'était déjà ouverte, et il est aujourd'hui compté, à juste titre, parmi nos premiers médecins, non-seulement par ses confrères, mais par toute la population brésilienne.

Nous ne terminerons pas ce trop court aperçu sans énumérer au moins les noms de plusieurs autres confrères qui exercent aussi la chirurgie avec distinction. De ce nombre sont : M. le docteur Pertence, aujourd'hui professeur d'anatomie pathologique à la faculté de Rio, qui pratique la chirurgie avec succès et habileté; M. Bompani, chirurgien italien établi depuis plusieurs années dans le pays, ophthalmologiste distingué; enfin. M. Feijo, accoucheur, dont l'habileté égale l'instruction.

C'était donc non-seulement avec de telles puissances chirurgicales qu'il fallait rivaliser, mais encore il fallait lutter contre des préjugés peut-être plus puissants encore. La jeunesse, disait-on, ne pouvait se concilier avec l'expérience nécessaire pour la pratique de la chirurgie ; les médecins reçus dans les facultés étrangères avaient bien reçu de ces facultés le titre de docteur, mais non le droit d'exercer leur art dans le pays même où ils avaient obtenu ce titre, etc.

Il fallait donc du courage, de la persévérance, et nous croyons pouvoir dire que c'est pas à pas, à travers de nombreuses difficultés, que nous avons enfin conquis la position que nous sommes parvenu à occuper comme chirurgien dans notre pays.

Notre collègue, M. le docteur Peixoto, qui, ainsi que nous l'avons déjà dit, nous avait déjà précédé de neuf mois à Rio, avait toutefois aplani une partie de ces difficultés.

Une polémique qui était engagée déjà fut continuée et éclairée par l'exécution de nouvelles opérations ; la cure heureuse de certains malades importants nous aida enfin à détruire les obstacles qui se dressaient contre nous à notre début à Rio.

Le résultat de nos travaux chirurgicaux pendant seize

ans de notre clinique de la ville, celle des hôpitaux non comprise, est représenté dans un tableau statistique comprenant *mille six cent cinquante-quatre* (1,654) malades. Dans ce nombre, nous n'en avons perdu que vingt-six (26).

Des considérations sur certaines affections chirurgicales qui s'observent au Brésil et dont quelques-unes n'avaient pas été traitées avant nous; les modifications que le docteur Peixoto et moi, nous avons fait subir à un certain nombre d'instruments pour la chirurgie urétrale; une petite collection de pièces d'anatomie pathologique, tels sont les objets divers qui forment la base de ce mémoire, dont l'indulgence de nos anciens maîtres nous pardonnera sans doute l'imperfection.

§ I.

CONSIDÉRATIONS SUR L'HYDROCÈLE.

L'hydrocèle de la tunique vaginale est une des maladies les plus fréquentes à Rio-Janeiro; on dirait qu'elle a pris la place de ces monstruosités dont autrefois étaient victimes plusieurs habitants de Rio, nous voulons parler de l'éléphantiasis des Arabes. Nous avons encore vu quelques-uns de ces malheureux, dont le scrotum avait des dimensions tellement exagérées que la tumeur atteignait les chevilles et que les jambes étaient presque aussi grosses que le tronc. Cette affreuse maladie a sinon disparu tout à fait, du moins considérablement diminué, grâce au changement opéré dans la manière de vivre de la plupart des individus appartenant aux classes moyennes et même aux basses classes. Ainsi l'usage exclusif de viande de porc, du piment, de la farine de maïs, du caxaça (eau-de-vie de canne à sucre), l'habitation dans des maisons humides, basses et peu aérées, la syphilis africaine, étaient, selon nous, les causes de cette dégénérescence. Ces causes ayant aujourd'hui à peu près complétement cessé d'exister par suite de l'introduction des mœurs européennes dans notre civilisation, les maladies qui étaient engendrée par l'ancienne manière de vivre ont nécessairement dû disparaître.

L'hydrocèle, disons-nous, paraît avoir remplacé l'éléphantiasis, quoique cette dernière fût toujours accompagnée de la première. C'est qu'en effet, dans presque toutes les opérations d'ecthomie du scrotum qu'on a pratiquées, on a trouvé la tunique vaginale remplie de liquide.

Outre les causes communes au développement de l'hydrocèle, il nous semble que l'orchite blénorrhagique, très-commune chez nous, joue le plus grand rôle. La suppression rapide de la transpiration dans notre pays, où, le même jour, nous éprouvons la chaleur, l'humidité et le froid, et qui doit nécessairement influer d'une manière très-prononcée sur le système absorbant et exhalant, le relâchement des tissus produit par le climat tropical, sont à notre avis autant de causes de l'hydropisie de la tunique vaginale.

La méthode la plus suivie dans la cure de l'hydrocèle est la ponction suivie de l'injection avec une solution peu concentrée de sulfate de cuivre. M. Christovao dit avoir opéré des milliers d'hydrocèles, toujours à l'aide de cette méthode, et, dans ce chiffre si extraordinaire, il assure n'avoir eu que dix à douze récidives et jamais le moindre accident. Nous avons aussi quelquefois employé cette méthode, mais néanmoins toujours avec crainte, car nous avons été témoin d'un cas où la gangrène a suivi presque immédiatement l'opération ; il faut remarquer cependant que, dans ce cas, le dérangement de la canule du trois-quarts avait donné lieu à l'extravasation de l'injection cuivrée, dont la solution était très-chargée. Les bourses sont devenues aussitôt le siége d'une inflammation si violente, que la mortification s'en est suivie immédiatement, et que le malade, au milieu de souffrances horribles, a failli succomber.

Nous avons toujours employé de préférence l'injection iodée, suivant la formule du professeur Velpeau, avec plein succès et sans aucun inconvénient.

Dire ce qu'il y a de préférable dans cette dernière méthode, ce serait répéter ce que tout le monde chirurgical sait parfaitement.

§ II

CONSIDÉRATIONS SUR LES RÉTRÉCISSEMENTS DE L'URÈTRE.

Le traitement des maladies des voies urinaires était un de ceux qu'on pratiquait de la manière la plus imparfaite à Rio-Janeiro. Ainsi, il n'était pas rare de voir des médecins, en présence de maladies organiques de l'urètre très-avancées, se contenter de prescrire aux malades quelques bains, des sangsues, des boissons diurétiques, et leur donner enfin une bougie en boyau ou en gomme élastique, leur recommandant bien de se l'introduire dans le canal. La dilatation au moyen des sondes métalliques était pratiquée, il est vrai ; mais le chirurgien urétriste n'en pratiquait et même n'en présidait point la manœuvre. Deux médecins français, le docteur Cuissard, qui exerçait alors à Rio, et le docteur Troubat, qui venait de quitter sa clientèle quelques mois avant notre arrivée, étaient les plus renommés pour ce genre de maladie; ils pratiquaient la cautérisation du canal de l'urètre dans les rétrécissements organiques.

La boutonnière, l'urétrotomie, le cathétérisme forcé n'avaient point été pratiqués. Quand il s'agissait d'une rétention d'urine complète produite par un embarras organique, on avait toujours recours à la ponction vésicale, le plus souvent la sus-pubienne ; ces opérations, le plus souvent pratiquées à la dernière extrémité, quand les symptôme sles plus graves compromettaient sérieusement la vie des malades, étaient presque toujours suivies d'insuccès.

Nous avons vu et soigné grand nombre de malades fistuleux qui étaient condamnés à vivre dans cet état affreux. Était-ce inhabileté ou abandon de la part des médecins, ou négligence de la part des malades eux-mêmes? nous l'ignorons. Le fait est que c'est une des maladies chirurgicales que nous avons le plus soignées à Rio-Janeiro, ainsi que la statistique le prouve.

Nous sommes étonné du nombre des malades qui nous ont consulté, et nous pouvons dire, sans vanité comme sans fausse modestie, que notre clinique sur ce genre de maladies, toujours croissante, nous a procuré une certaine réputation et nous a fourni l'occasion d'observer plusieurs cas très-importants. Nous ne nous étions jamais figuré qu'il y eût au Brésil un nombre si prodigieux de maladies de ce genre, et nous nous sommes demandé souvent quelle en était la cause? Qu'il nous soit permis d'émettre notre opinion à cet égard.

La syphilis et la manière dont la plupart des malades s'en font soigner sont, d'après nous, sans aucun doute, une des principales causes de ces affections : soit que la syphilis primitive, influencée par le climat, ne produise pas les effets consécutifs d'une manière aussi grave que dans les pays froids, soit que la plupart des malades aient l'habitude de se faire soigner par des pharmaciens et des charlatans lorsqu'ils ont contracté la vérole ; car ils n'ont guère recours aux médecins que lorsqu'ils ont essayé une foule de drogues, telles que des préparations mercurielles empiriquement manipulées, des infusions de salsepareille à l'eau-de-vie et au rhum du pays. Ainsi, un individu qui a une gonorrhée ne consulte le médecin qu'après avoir fait usage de toutes ces drogues-là et d'un nombre infini d'injections styptiques au sulfate de cuivre, au sulfate d'alumine et de potasse, au vin de Porto chargé de sel de plomb, etc. En outre, les préjugés les portent à croire que, plus une suppuration urétrale se prolonge, mieux on se guérit des effets consécutifs de la vérole ; ils traînent donc des mois et des années entières une blennorrhagie.

On voit que des malades ainsi traités doivent nécessairement être exposées plus tard aux rétrécissements organiques du canal de l'urètre. Pour comble de malheur, ils n'ont encore, même alors, recours aux médecins qu'à la dernière extrémité, lorsqu'ils sont atteints d'une impossibilité complète d'évacuer les urines, et livrés à toutes les angoisses d'une rétention.

Il n'est donc pas étonnant, ce nous semble, d'après ce que nous venons de dire, que les rétrécissements soient si communs à Rio.

En exposant d'une manière un peu plus complète les deux cas suivants, assez remarquables, nous aurons donné une idée de l'état où nous avons trouvé la plupart de nos malades.

Dans le premier cas, il s'agit d'une fistule urétro-rectale, accompagnée de quinze autres semées dans le scrotum, et au moyen desquelles le malade évacuait ses urines *depuis seize ans ;* il y avait un rétrécissement marqué de toute la portion membraneuse et prostatique de l'urètre, oblitération complète de la portion spongieuse, état hypertrophique de la vessie, et sédiment catarrho-purulent dans les urines.

Pour qu'on puisse se faire une idée plus exacte de ce cas important et des opérations auxquelles nous avons eu recours pour guérir le malade, nous allons en faire une histoire détaillée.

Vers la fin du mois d'août 1843, nous fûmes appelé pour donner nos soins à M. D. Vicente Uriosta, Espagnol arrivé de la province de San-Paolo, qu'il habitait depuis nombre d'années. Ce malade présentait un état des plus compliqués et des plus graves que nous ayons jamais rencontrés dans notre pratique.

Observation I. — Agé de 52 ans, M. Uriosta était doué d'un tempérament lymphatique, d'une constitution faible ; son pouls

était petit et fréquent, sa langue sèche et rougeâtre sur ses bords, il éprouvait une soif insatiable ; l'estomac était le siége d'un état inflammatoire chronique; le foie était engorgé; une diarrhée le tourmentait depuis un mois environ, et, depuis un an, il ne quittait plus son lit. M. Uriosta avait été, à trois fois différentes, victime d'infections syphilitiques, dont la dernière, une gonorrhée, il y avait dix-huit ans, commença à donner lieu aux altérations dont plus tard il éprouva les conséquences.

Quoique l'état général du malade fût très-grave, nous le regardâmes comme secondaire aux altérations profondes des voies urinaires, et c'est surtout vers ces altérations que nous dirigeâmes notre principale attention, sans toutefois négliger les effets produits par elles.

Nous dûmes songer, en conséquence, à des moyens chirurgicaux, après avoir toutefois convenablement soumis le malade à un traitement médical.

Convaincu qu'il lui était impossible d'obtenir aucun résultat sans subir une et peut-être plusieurs opérations, M. Uriosta s'abandonna entièrement à nous. Nous lui prescrivîmes un traitement émollient et calmant, des bains de même nature, au nombre de trois par jour, et une diète convenable. Le malade demeura ainsi jusqu'au 29 du même mois, jour où nous rétablîmes, par l'opération suivante, la portion du canal obstruée.

Le malade étant couché sur le dos, nous avons fait distendre fortement le pénis par un aide, et avec un bistouri droit nous avons pratiqué une petite incision à l'endroit jadis occupé par le méat urinaire et représenté alors par une petite dépression ; aussitôt, nous avons introduit dans cette incision un trois-quarts auquel nous avons donné la direction de l'urètre, en nous appliquant à suivre le trajet de ce canal, et évitant avec précaution d'entamer les corps caverneux. Ce trois-quarts, plus long qu'à l'ordinaire, dont la canule avait à peu près deux lignes de diamètre, se terminant en haut par une petite plaque soudée horizontalement et percée de deux trous, perfora tout le canal

obstrué jusqu'à la racine du pénis, où s'ouvrait un des orifices fistuleux, à travers lequel nous avons reconnu le bout de notre instrument. La sensation que nous éprouvâmes en traversant le canal ainsi obstrué fut celle qu'on a lorsqu'on traverse un corps cartilagineux. Cette ponction terminée, nous avons retiré le poinçon et laissé la canule, qui fut fixée par deux fils qui se croisaient en dessous du rebord du gland et étaient soutenus par une bandelette agglutinative.

Cette opération fut supportée parfaitement bien par le malade; à peine quelques gouttes de sang s'échappèrent-elles par le conduit fistuleux où nous nous sommes arrêté.

Cette canule fut conservée pendant seize jours ; une suppuration s'établit bientôt, et l'instrument qui, les quatre premiers jours, semblait être enchâssé dans le canal, devint tout à fait libre et joua dans toutes les directions.

Nous avons dès lors cherché à introduire une sonde jusque dans la vessie; mais toutes les tentatives les mieux exécutées, avec la plus grande délicatesse, furent inutiles; nous pûmes obtenir à peine une légère dilatation au commencement de la courbure de l'urètre. Ne pouvant obtenir de résultat contre de telles difficultés, nous nous décidâmes à pratiquer la boutonnière, ou plutôt une espèce de taille urétrale sous-pubienne, ce qui eut lieu le 27 septembre, avec le concours des docteurs Christovão et Persiani.

Le malade couché sur une table, gardant la position qu'on observe lorsqu'on subit la taille bi-latérale, nous avons introduit un cathéter aussi loin qu'il nous a été possible, c'est-à-dire jusqu'au commencement de la courbure du canal ; le cathéter étant confié à un aide qui lui imprimait un mouvement de bascule, nous avons, armé d'un bistouri-scalpel, pratiqué une incision longitudinale à peu près d'un pouce et demi au périnée; nous avons cherché l'urètre par la dissection, et nous l'avons trouvé dur, cordé, ayant un calibre plus petit qu'à son état normal; nous l'avons incisé, et par l'incision nous avons

introduit une sonde cannelée légèrement pointue, à laquelle nous avons donné une direction parallèle au trajet de l'urètre, l'enfonçant légèrement, la guidant de notre doigt index gauche introduit dans l'anus, afin d'éviter l'introduction de l'instrument dans la fistule urétro-rectale et de faciliter son entrée dans la vessie. La résistance que nous avons éprouvée au commencement de l'introduction de la canule a augmenté beaucoup quand nous sommes arrivé à la prostate, et pour vaincre cette difficulté, nous avons été contraints à employer le double de force; la prostate franchie, toute résistance a cédé, et nous sommes heureusement entré dans la vessie, ce que nous assurèrent quelques gouttes d'urine échappées par la rainure de la sonde; immédiatement après, par cette même rainure, nous avons fait glisser une algalie de femme, qui, arrivée dans la vessie, a donné sortie à cinq ou six onces d'urine très-trouble et d'une odeur ammoniacale très-prononcée; cette algalie fut maintenue en place et la canule retirée; après quoi, nous avons fait quelques injections avec de l'eau tiède, ayant fixé l'instrument au moyen de deux cordons passés autour des cuisses et qui allaient se fixer à une bande qui entourait le bassin du malade.

Le repos le plus absolu, une diète de trois bouillons dans les vingt-quatre heures et une potion calmante furent prescrits, ainsi que l'évacuation des urines en débouchant l'algalie toutes les trois heures.

Cinq jours après, le malade n'ayant éprouvé aucun accident, nous avons commencé à dilater la portion supérieure du canal au moyen de sondes introduites, tous les jours, jusqu'à toucher l'algalie qui était toujours restée fixée. Onze jours après, la dilatation était complète, et une sonde du plus gros calibre parcourait toute la portion droite du canal.

Nous avons alors tenté de retirer l'algalie de femme et de la remplacer par une autre en gomme élastique qui aurait parcouru tout le canal; mais nous avons trouvé notre algalie de femme tellement serrée, qu'on l'aurait dite incrustée dans le canal ; cette partie de l'urètre n'avait subi aucune dilatation, malgré la présence d'une algalie qui était restée en permanence pendant huit jours ; nous avons constaté que l'engorgement de la prostate en était la cause, et nous nous sommes décidé à l'inciser. Voici comment nous avons opéré dès le lendemain.

Nous avons fait glisser, quoique avec beaucoup de peine, sur l'algalie une sonde cannelée mince et plate ; nous avons ensuite retiré l'algalie, et, sur la rainure de la sonde, nous avons glissé un lithotome double de Dupuytren, de petit calibre; nous avons donné à chaque lame une ligne et demie de saillie, et nous avons retiré l'instrument comme lorsqu'on pratique la taille bi-latérale, en faisant toutefois moins basculer l'instrument que dans cette opération. Immédiatement après, une sonde de femme, d'un calibre très-fort, fut introduite sans aucune difficulté et gardée pendant quarante-huit heures, au bout desquelles l'algalie fut retirée et remplacée par une autre en gomme élastique, d'un fort calibre, qui parcourut tout le canal, jusque dans la vessie, sans rencontrer le moindre obstacle.

On remplaça, toutes les quarante-huit heures, cette algalie par une autre d'un calibre supérieur, et l'on arriva ainsi à obtenir la dilatation définitive du canal. Un traitement antisyphilitique, dont la base fut la médication mercuro-iodique, le rob Laffecteur, les injections à jet continu dans la vessie, complétèrent la cure de M. Uriosta. Vers le commencement de décembre, il s'en retourna chez lui parfaitement rétabli, urinant librement par un canal sain, et se sondant lui-même sans la moindre difficulté.

Un an après, M. Uriosta nous écrivit pour nous remercier de son état de parfaite santé et pour nous dire qu'il n'éprouvait aucune difficulté dans l'introduction des sondes, qu'il pratiquait deux fois par mois d'après notre recommandation spéciale. En 1852, nous avons encore eu des nouvelles de ce malade, et il se portait comme s'il n'eût jamais souffert des voies urinaires.

Observation II. — M. João Pinto Drummond, Brésilien, âgé de 56 ans, d'une constitution faible, d'un tempérament lymphatique, ayant eu, pendant sa jeunesse, plusieurs maladies vénériennes, surtout des gonorrhées, se trouvait dans un état très-grave quand il nous fit appeler pour nous demander nos soins, le 26 juillet 1845.

M. Drummond, qui depuis longtemps s'était aperçu qu'il avait un rétrécissement, eut l'imprudence d'essayer lui-même, quelques mois avant de nous faire appeler, de s'introduire des sondes métalliques pour dilater son rétrécissement. Il n'avait jamais pu rien obtenir de ces inutiles tentatives. Le 16 juillet, il fut pris d'une forte douleur à la hanche droite, qui se propageait dans l'aine du même côté, parcourait le cordon spermatique et se fixait au périnée. Trois jours après l'apparition de cette douleur, il lui survint une rétention d'urine qui dura environ quarante-huit heures, et se termina par un abcès énorme du périnée, qui ne tarda pas à se gangréner; une solution de continuité de l'urètre s'en suivit, qui commençait à la racine du pénis et s'étendait à deux bons pouces plus bas. La gangrène ne s'arrêta point là; elle s'étendit au scrotum et à la tunique vaginale du même côté, et le testicule fut mis à nu. Des lambeaux de peau à moitié mortifiés pendaient des rebords de ce cloaque et environnaient le pénis œdématié.

Le malade éprouvait des souffrances horribles lorsqu'il était forcé d'évacuer ses urines; son état général était mauvais, le pouls petit et fréquent, la langue sèche et légèrement rougeâtre, le ventre extrêmement sensible, surtout à la région hypogastrique; état hypertrophique des cavités gauches du cœur, engorgement léger de la prostate, insomnie presque constante depuis vingt-six jours, telles étaient les conditions pathologiques dans lesquelles nous avons trouvé M. Drummond à notre première visite.

Eviter le plus promptement possible l'extravasation de l'urine dans toutes ces parties, qui en avaient déjà subi les conséquences; faire l'ablation du reste de celles qui étaient gangrénées, telle fut la première indication que nous avons cru urgent de remplir. Voici comment nous l'avons tenté.

Après nous être assuré que la partie supérieure du canal jusqu'à son point d'interruption n'était pas le siége d'un rétrécissement, nous avons introduit, par la solution de continuité, l'index de la main gauche, avec lequel nous avons cherché à reconnaître la partie inférieure de l'urètre, séparée de la supérieure par la complète destruction de sa paroi postérieure ou périnéale; ayant reconnu cette extrémité, nous avons fait glisser une sonde en gomme élastique armée d'un fort mandrin, laquelle sonde était dirigée par la face palmaire de notre index, qui faisait l'office de la paroi urétrale détruite. Cela fait, nous avons pincé l'urètre avec le pouce et l'indicateur, afin de le fixer et d'éviter qu'il ne s'affaissât sous la pression de la sonde; avec ces précautions, nous sommes heureusement arrivé dans la vessie, sans rencontrer d'autres obstacles que l'engorgement de la prostate; le mandrin retiré, l'algalie a évacué à peu près huit onces d'urine d'une couleur foncée, sanguinolente et bourbeuse, d'une odeur très-fétide.

Cette algalie a été immédiatement fixée et laissée à demeure; on fit aussitôt deux ou trois injections d'eau tiède dans la vessie, après quoi nous excisâmes tous les tissus qui étaient mortifiés ou pendaient autour du cloaque; la plaie fut ensuite bien lavée avec une légère solution d'eau de Labarraque, recouverte d'un linge criblé enduit de cérat, et de plumasseaux de charpie fine; le tout fut soutenu par un bandage en T fendu.

Le malade subit l'opération avec un courage et un sang-froid remarquables. Nous lui prescrivîmes une potion calmante au laurier-cerise, édulcorée avec du sirop d'acétate de morphine; nous lui recommandâmes d'évacuer les urines toutes les trois heures, et de renouveler le pansement quatre fois par jour.

Quarante-huit heures après, le sommeil, qui depuis longtemps avait abandonné le malade, vint le soulager; il dormit à peu près quatre heures. A partir de ce moment, son état général s'améliora de jour en jour; la plaie devint belle, les bourgeons se développèrent et donnèrent lieu à une cicatrisation régulière. Le changement d'algalie se faisait tous les trois jours, et la troisième a pu parcourir la totalité du canal.

Quelques toniques administrés plus tard, une diète convenable relevèrent les forces du malade, et le 25 août, c'est-à-dire trente-trois jours après l'opération, le malade se portait presque tout à fait bien; la plaie était cicatrisée, à l'exception de la solution de continuité urétrale, qui reste tout à fait étrangère au travail régénérateur. Nous pratiquâmes alors la cautérisation des bords de la plaie après les avoir rafraîchis; nous les rapprochâmes à l'aide de bandelettes agglutinatives, afin d'obtenir une réunion immédiate. Malheureusement, nous ne pûmes rien obtenir, si ce n'est une légère diminution dans le diamètre inféro-supérieur de cette solution de continuité.

Dans la présomption que le virus syphilitique, n'ayant peut-être pas été suffisamment combattu, pouvait influer sur cette non-réussite, nous nous décidâmes à soumettre le malade à un traitement spécifique, qui fut prescrit et exécuté scrupuleusement. Ce traitement, aidé toujours de la cautérisation des bords de la plaie et de l'application des bandelettes agglutinatives, produisit, en effet, quelques résultats, mais qui furent cependant insuffisants. Nous nous décidâmes alors à pratiquer la suture entortillée au moyen d'épingles en or très-minces, et nous réussîmes ainsi à obtenir une réunion complète.

Nous avons fait appliquer, pendant trois jours consécutifs, des compresses d'eau glacée sur la suture, afin d'éviter que l'inflammation traumatique ne devînt trop violente, ne détruisît les bords de l'urètre et n'augmentât ainsi le mal au lieu d'y remédier. Ce moyen nous réussit complétement.

Pendant que le malade suivait son traitement antisyphilitique, dont la durée fut d'environ un mois et demi, nous nous sommes aperçu, en faisant une injection dans la vessie pour la première fois avec une algalie en argent, qu'un corps étranger avait touché le bec de notre instrument; dès lors le soupçon de l'existence d'un calcul se présenta à notre pensée. Pour lever toute incertitude à cet égard, nous fîmes, le lendemain, une exploration scrupuleuse, et nous constatâmes l'existence de trois calculs bien distincts, dont le volume nous parut assez petit, ce qui nous fit concevoir la possibilité d'en faire l'extraction par l'urètre même. Dans ce but, nous pratiquâmes d'abord une injection émolliente de manière à dilater le plus possible la vessie, jusqu'à ce que des envies très-pressantes d'uriner se fissent sentir; alors nous retirâmes l'algalie et nous invitâmes le malade à évacuer l'injection, ce qu'il fit de suite pour s'arrêter un moment après, nous disant qu'il lui était impossible de continuer, attendu que quelque chose lui bouchait le canal; en effet, l'urine s'était arrêtée court, et pas une goutte ne s'en échappait. Nous sondâmes aussitôt le canal, et nous reconnûmes qu'en effet un calcul était engagé dans la portion prostatique; à l'aide de la pince à trois branches de M. le professeur Civiale, il nous fut possible de l'extraire; le malade évacua encore une portion de l'injection; mais un nouveau calcul vint encore boucher le canal, s'engageant au même endroit à peu près que le premier; il fut extrait de la même manière. Une seconde injection faite a donné lieu à la sortie de deux autres calculs, qui, étant d'un diamètre plus petit, furent expulsés sans notre intervention.

D'autres injections, faites à plusieurs reprises et à différentes époques, n'amenèrent plus de calcul; des explorations minutieuses et attentives, faites à plusieurs reprises, nous convainquirent que le malade n'avait plus aucun corps étranger dans la vessie.

Ces calculs seraient-ils descendus des reins, auraient-ils été retenus dans la vessie pendant tout le temps que le malade a conservé une algalie à demeure, laquelle, bouchant le canal, a dû nécessairement empêcher leur sortie, et, par conséquent, ont-ils grossi et acquis le volume qu'ils présentent?

La présence de l'algalie dans la vessie solliciterait-elle la précipitation sur ses parois des principes salins de l'urine, et,

par conséquent, n'aurait-elle pas été l'origine de ces concrétions calculeuses?

Qu'il nous soit permis de nous décider pour la seconde hypothèse.

M. Drummond, qui se porte maintenant à merveille, a renoncé tout à fait à faire le chirurgien; il a mis de côté ses algalies métalliques avec lesquelles, très-probablement, il s'est frayé une fausse route, dont les résultats ont été l'infiltration d'urine, la gangrène et tous les autres ravages habituels en pareil cas, auxquels nous avons eu à remédier.

(Les quatre calculs dont nous avons parlé sont mis sous les yeux des membres de l'Académie.)

§ III

MODIFICATIONS DE QUELQUES INSTRUMENTS SPÉCIAUX A LA CHIRURGIE URÉTRALE.

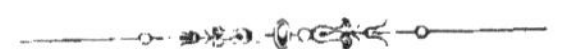

Nous avons parlé de quelques instruments que nous avons modifiés; nous allons présenter ici la description des modifications que nous leur avons fait subir.

Tous les chirurgiens, en pratiquant le cathétérisme, ont éprouvé le désagrément de voir leur algalie bouchée par le sang coagulé, soit qu'il fût coagulé dans l'intérieur de l'instrument, soit qu'il en oblitérât seulement les yeux ; on se trouve alors dans l'obligation de faire des injections pour déboucher l'algalie introduite dans la vessie des malades, qui pouvait ne plus contenir une goutte de liquide. Un autre inconvénient que présentent les yeux de la sonde, c'est de frotter par leurs bords contre les parois de l'urètre, surtout dans les points où existent des rétrécissements; cet inconvénient est surtout sérieux quand le canal est d'une sensibilité exagérée. Quelquefois les tissus spongieux et mollasses s'engagent dans les yeux, dont les bords les déchirent. Quelquefois, on est obligé de retirer la sonde pour la nettoyer, et, pour l'introduire de nouveau, on peut rencontrer autant et plus de difficultés que la première fois.

I.—Ce sont ces inconvénients qui nous ont suggéré l'idée de confectionner une algalie qui arriverait fermée dans la vessie, pour s'y ouvrir et donner issue à l'urine, sans interruption. Cette algalie, que nous avons nommée *algalie bouchée*, n'est autre chose qu'une algalie ordinaire d'un calibre régulier, dont les parois sont plus épaisses que d'ordinaire; l'intérieur en est parcouru par une tige dont le tiers inférieur est divisé en deux autres tiges, au bout desquelles se trouvent deux petites pièces en argent, qui ont la conformation des yeux de l'algalie, auxquels elles s'adaptent exactement. La tige simple est percée entièrement, et par son intérieur glisse un fil de fer terminé en haut par un bouton vissé, tandis qu'à l'extrémité inférieure se trouve soudée une pièce en argent, en forme de coin, qui sert à être tirée en dehors, à écarter les deux autres tiges auxquelles se trouvent adaptés les tampons des trous, et ainsi, à les ajuster hermétiquement à ces mêmes trous. Cette algalie, peu massive, parcourt tout le canal de l'urètre sans avoir les inconvénients dont nous avons parlé plus haut. Pour faire fonctionner l'algalie une fois introduite dans la vessie, on n'a qu'à pousser le petit bouton de la tige à laquelle est adapté le coin, qui, repoussé en bas, cesse d'exercer l'écartement des tampons, lesquels s'abattent et ne bouchent plus les yeux de l'algalie ; l'urine s'écoule alors avec facilité, lorsqu'on a

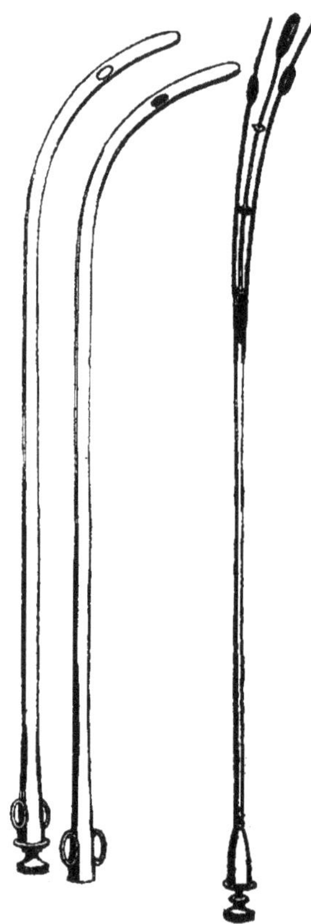

retiré tout le petit appareil contenu dans l'intérieur de l'algalie.

Cet instrument nous a toujours été très-utile lorsque nous avons pratiqué le cathétérisme forcé.

II. —L'instrument que nous avons appelé *sonde-pince*,

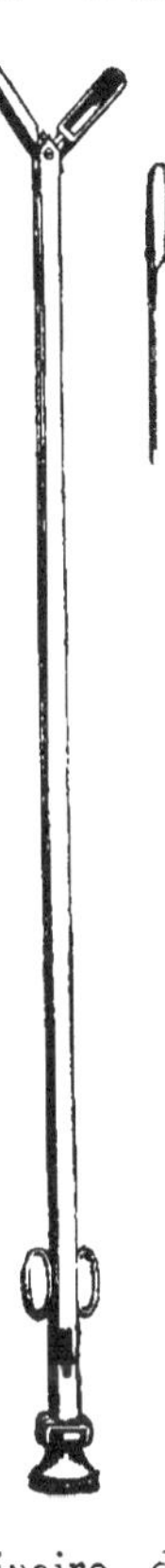

qui est composé d'un mécanisme emprunté à celui de la curette articulée, nous a été d'un grand avantage pour l'extraction des corps étrangers de l'urètre, lorsqu'ils ne sont pas trop engagés. Les diverses pinces à deux et trois branches connues sous divers noms, simples ou à foret, sont en réalité des instruments qui remplissent parfaitement leur but, et je ne prétends nullement donner la préférence à la sonde-pince que je vous présente. Peut-être, cependant, me sera-t-il permis de dire que la manœuvre sera plus facile à l'aide de mon instrument, qui est moins exposé à être dévié de sa direction quand on le fait fonctionner.

Cet instrument auquel nous avons donné tantôt la forme droite, tantôt la forme courbe, représente la figure d'une sonde ordinaire, dont l'extrémité inférieure se partage en deux moitiés, qui sont articulées au corps de l'instrument. Chacune de ces moitiés a un demi-pouce de longueur, et s'ouvre ou se ferme à volonté par le même mécanisme qui fait agir la petite curette de la sonde de ce nom. L'intérieur de ces deux moitiés est creux dans toute l'autre extrémité se termine par une petite coupole à vis sa longueur, ce qui permet aux corps qu'on veut extraire. une fois qu'on les a saisis, de s'emboîter dans cette portion de l'instrument et d'être retirés du canal sans l'offenser nullement.

Nous ne nous sommes jamais servi de la *sonde-pince* pour les cas qui auraient exigé un instrument assez solide pour opérer le broiement des corps engagés dans l'urètre, mais seulement pour les cas où l'extraction n'avait pas besoin de ce secours puissant.

III.—La paralysie du col et de la vessie que nous avons souvent rencontrée dans notre pratique, et que nous avons combattue à l'aide de l'électricité voltaïque associée aux moyens médicaux, nous a donné l'occasion de reconnaître que les moyens employés pour obtenir cette électricité étaient tous plus ou moins compliqués; dès lors, nous avons cherché à réunir dans une seule sonde tout l'appareil, et l'idée de la *sonde-électrique* nous est venue. Voici celle que nous avons fait construire et que nous avons l'honneur de vous présenter. Plus d'une fois dans notre pratique l'emploi de cet appareil a été couronné de succès.

Cette sonde, construite sur le modèle du brise-pierre de M. Heurteloup, se compose d'une branche femelle en zinc et d'une branche mâle en cuivre. La première est en forme de demi-gouttière et reçoit las econde, qui est cannelée sur les deux côtés, ce qui lui permet de glisser sur l'autre. L'extrémité de la portion courbe de cette sonde se termine par un bout pareil à ceux de toutes les sondes;

qui maintient les deux branches en justa-position et fixes.

Quand on veut se servir de cette sonde, on n'a qu'à

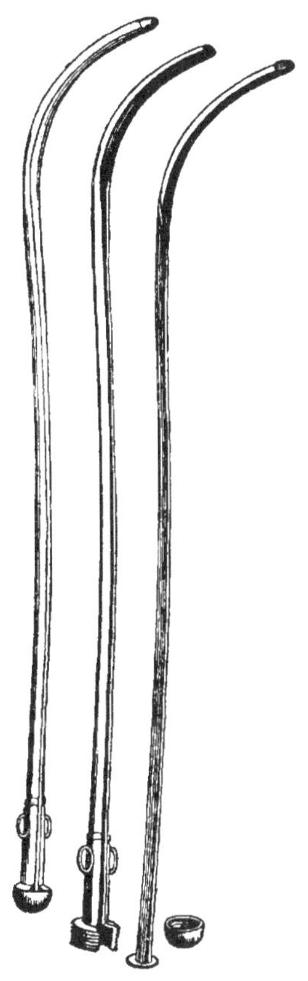

dégaîner les branches et à introduire dans l'intérieur de la cannelure de la branche femelle unepetite bandelette de linge trempée dans de l'eau acidulée; on fait glisser alors la branche mâle ; on visse le tout avec la petite coupole, et l'on obtient ainsi une petite pile voltaïque qui fonctionne parfaitement.

Le chirurgien recouvre sa main droite d'un gant en soie, enduit la sonde de salive et l'introduit dans le canal, où il peut la laisser le temps nécessaire; il la retire quand il veut suspendre l'action de l'électricité, ou seulement quand il veut la nettoyer et la charger de nouveau.

Cette sonde, qui représente un petit appareil sans aucune complication, est très-portative; nous l'avons employée dans cinq cas de paralysie du col de la vessie, et nous avons obtenu un plein succès dans trois et une amélioration très-marquée dans les deux autres.

Il faut avoir soin que les deux branches soient toujours très-propres si l'on veut que la sonde produise tout l'effet désirable.

§ IV

QUELQUES MOTS SUR LE CANCER DU SEIN.

Cette terrible dégénérescence de la glande mammaire est assez commune à Rio-Janeiro, et ses conséquences sont chez nous, nous le croyons, aussi redoutables que partout ailleurs.

La reproduction du mal chez les malades où tout aurait pu faire présager une réussite complète, a eu lieu bien plus d'une fois, et toujours avec une rapidité si effrayante, que rarement l'on a eu occasion de pratiquer une seconde opération. Ainsi, parmi les vingt-six cas que nous avons opérés, les cinq reproductions qui ont eu lieu se sont effectuées si promptement, que tout espoir a bientôt été perdu ; la maladie est devenue au-dessus de toutes les ressources de l'art.

Une récidive, cependant, nous a étonné : c'est celle d'une femme âgée de quarante ans environ, à laquelle nous avons fait l'ablation complète du sein droit ; cette femme, qui se trouvait dans les meilleures conditions possibles, douée d'un tempérament sanguin, d'une constitution robuste, parfaitement réglée encore, n'ayant jamais eu d'enfant quoique mariée, a été victime d'une reproduction au bout de six ans, ayant joui d'une santé longtemps inaltérée après l'opération.

La cicatrice, qui avait disparu presque entièrement, est devenue grosse, gonflée, rougeâtre et dure tout à coup ; des douleurs lancinantes se sont manifestées de suite, et un mois après l'apparition de ces symptômes, quand nous vîmes la malade, elle était perdue. Toute la partie droite du thorax était le siége d'une dégénérescence carcinomateuse bien établie ; les glandes sous-axillaires des deux côtés, les sous-maxillaires, la parotide droite, ainsi que les glandes inguinales, partageaient cet état ; des ulcérations tout le long de la cicatrice ne tardèrent pas à s'établir et formèrent plus tard une énorme plaie cancéreuse qui résista à tout, et emporta la malade au milieu de souffrances atroces, deux mois après.

Nous avons enregistré ces cas malheureux, mais nous en avons eu, en compensation, dix-neuf autres de complète réussite (au moins jusqu'à présent), dont trois malades ont été opérées il y a douze ans. Parmi ces opérées, deux étaient de jeunes femmes mariées depuis peu ; elles ont eu des enfants qu'elles ont nourris elles-mêmes d'un seul sein, n'éprouvant aucune altération pendant tout le temps de l'allaitement.

Nous avons eu l'occasion d'observer cette même maladie chez deux hommes auxquels nous avons amputé le sein : le premier était un jeune mulâtre, cocher, et dont la maladie s'était développée au sein gauche à la suite d'un coup de pied de cheval ; la glande mammaire en est devenue squirrheuse et nous l'avons enlevée entièrement.

Le second était un noir d'une cinquantaine d'années, qui, à la suite d'érysipèles erratiques dont il fut atteint en arrivant de la côte d'Afrique à Rio-Janeiro, éprouva un endurcissement, d'abord de la glande droite, puis de la glande gauche, lesquelles, à la longue, ont pris un développement si considérable que le noir portait deux seins pouvant rivaliser avec ceux d'une jeune négresse qui les aurait eu bien développés. Les squirrhes de ces deux glandes ont été enlevés par l'opération, laquelle a été suivie d'un résultat tout à fait satisfaisant ; le noir jouit d'une parfaite santé depuis cinq ans.

Il est à regretter qu'on fasse usage, pour ce genre d'affection, d'une foule d'applications topiques, pour la plupart excitantes et caustiques, qui ne font qu'empirer l'état des malades en laissant sur la peau des traces, des cicatrices irrégulières, défectueuses et très-étendues.

Aujourd'hui même, on voit encore des malades se livrer aux spéculations du charlatanisme et de la mauvaise foi, et se laisser exploiter par ces guérisseurs de cancers qui n'abandonnent ces pauvres victimes que lorsqu'elles sont malheureusement perdues. Des emplâtres faits avec des herbes des forêts vierges, cueillies soi-disant par les indigènes du pays, la peau du crapaud, le crapaud lui-même tout vivant, et tant d'autres moyens enfin de tromper la crédulité des malades, sont préconisés et annoncés par les journaux.

La récidive a eu lieu souvent dans le cancer de la face, tandis qu'elle a été très-rare dans celui des testicules; ainsi parmi les castrations partielles ou totales que nous avons pratiquées à la suite de la dégénérescence carcinomateuse de cet organe, nous n'avons jamais constaté une seule récidive de ce genre.

L'anatomie pathologique des pièces nous a démontré que l'état squirrheux est celui que l'on rencontre le plus souvent, à beaucoup près, tandis que nous n'avons trouvé que dans deux cas seulement le véritable carcinome.

§ V

APERÇU SUR LA LITHOTRITIE.

La maladie calculeuse de la vessie n'est pas très-commune à Rio; cependant, nous avons pratiqué trente-quatre opérations de lithotritie et six de lithotomie; c'est-à-dire que, dans l'espace de seize ans, nous n'avons rencontré que quarante calculeux, parmi lesquels une femme française âgée de cinquante ans, et un petit enfant de cinq mois. Nous pouvons toutefois assurer que nous avons été, avec le docteur A. J. Peixoto, les deux premiers qui avons pratiqué la lithotritie, et peut-être les seuls.

Il semblerait cependant qu'à Rio, où les rétrécissements du canal de l'urètre à la suite des maladies vénériennes mal soignées, où les catarrhes de vessie et la gravelle qui s'en suivent sont fréquents, ces lésions devraient être autant de causes d'affection calculeuse.

Ne serait-il pas possible que la répugnance que les malades éprouvent à consulter le chirurgien lorsqu'ils sont atteints des maladies des organes génito-urinaires, soit la cause du petit nombre de calculs qu'on a observés?

La pierre de la vessie était regardée à Rio comme une maladie bien plus affreuse, bien plus dangereuse et bien plus mortelle que toute autre. Ainsi disait-on : « Un tel a la pierre, il sera taillé, et il en mourra. » La taille latéralisée était le moyen exclusif pour délivrer les malades des souffrances de la pierre jusqu'en 1838, et la taille était regardée toujours comme une opération mortelle.

Nous connaissons assurément la gravité de cette grande opération chirurgicale; nous n'ignorons pas combien sont nombreuses les conséquences fâcheuses qu'elle peut entraîner; mais nous avons vu aussi la véritable panique des malades lorsqu'ils apprenaient que la taille était la seule ressource contre leurs maux; ils se croyaient voués à une mort inévitable.

La lithotritie, avant l'arrivée du docteur Peixoto, en 1838, n'avait point été pratiquée avec succès; on cite un seul cas, celui du docteur Pedro d'Oliveira, qui, vers l'année 1832, a essayé de pratiquer la lithotritie avec l'instrument à archet du professeur Civiale; mais il ne réussit point et fut obligé de tailler le malade. Ce ne fut donc qu'en 1838 que le docteur Peixoto pratiqua le premier cette opération, avec plein succès, chez un individu de la province de Minas, qui était venu se faire soigner à Rio.

Après le docteur Peixoto, nous avons pratiqué notre première opération de lithotritie au mois de novembre 1839, chez un vieillard de soixante-douze ans, qui, en quatre séances, a été complétement délivré de son calcul.

Parmi les opérations de ce genre pratiquées postérieurement, nous citerons celle du marquis de Marica, notre Larochefoucauld brésilien, personnage haut-placé dans la hiérarchie sociale, conseiller d'État effectif de S. M. l'Empereur.

Observation III. — Le marquis de Marica acommencé à éprouver les premiers symptômes de la pierre en 1833, après avoir été graveleux pendant quinze ans; mais, jusqu'à cette époque, il recula toujours devant un examen définitif, tant il craignait d'acquérir la certitude qu'il avait une pierre, et plus encore de subir l'opération de la taille. Les succès que nous avions obtenus le décidèrent cependant à nous consulter, au mois d'août 1845 (il était alors âgé de 73 ans). Les explorations auxquelles nous nous sommes livré nous ont convaincu de l'existence d'un calcul libre de quatorze à quinze lignes dans son plus grand diamètre, d'un engorgement de la prostate et d'un léger catarrhe de la vessie. Un hypospadias, occupant toute la fosse naviculaire avec absence du méat urinaire, compliquait l'état du malade.

Nous déclarâmes à M. de Marica que nous croyions pouvoir le guérir au moyen de la lithotritie: la joie qu'il éprouva, sachant qu'il évitait ainsi la taille, ne lui laissa pas faire la moindre réflexion, et il subit l'opération le 15 septembre 1845, en présence des docteurs Tavares et Christovão, ainsi que de plusieurs autres personnes. En trois séances, qui eurent lieu pendant huit jours, à intervalle de quatre jours, nous avons détruit complétement la pierre, sans que le patient ait éprouvé un seul accident digne de mention, si ce n'est l'engagement d'un assez fort fragment de pierre dans la portion membraneuse de l'urètre, lequel en fut extrait au moyen des pinces à trois branches du docteur Civiale.

M. de Marica, outre son âge avancé, était hernieux des deux côtés, asthmatique au dernier degré et d'une susceptibilité vesicale telle, qu'à peine pouvait-il conserver l'injection la plus émolliente dans cette cavité, quatre à cinq minutes tout au plus.

Pendant tout le temps qu'il a survécu à l'opération, aucun symptôme de pierre ne s'est montré, et sa santé, améliorée de beaucoup, lui avait procuré une existence paisible, quand, au bout de quatre ans, une phthisie pulmonaire, conséquence sans doute de son affection asthmatique, vint mettre fin à ses jours.

Observation IV. — Un autre cas est celui d'un enfant âgé de cinq mois, d'une constitution chétive, éprouvant depuis sa naissance des souffrances inouïes lors de l'émission des urines, souffrances qui furent regardées par la sage-femme et le médecin de la famille comme un simple échauffement.

Le docteur Le Masson, médecin français, appelé pour soigner le petit malade, soupçonna son véritable état et nous fit appeler le 23 mars 1845. D'après la narration que nous fit M. Le Masson et les doutes qu'il avait sur l'existence d'un calcul, nous nous décidâmes à sonder le malade, et nous rencontrâmes un petit calcul dans la fosse naviculaire ; nous en pratiquâmes l'extraction au moyen de pinces ordinaires très-minces ; un jet d'urine très-fort eut lieu et cessa aussitôt, malgré les efforts que faisait le malade pour le continuer. Nous sondâmes le malade de nouveau et reconnûmes, en pénétrant dans la vessie, un corps étranger, que plus tard nous avons constaté être un autre calcul. N'ayant pas avec nous les instruments nécessaires, nous renvoyâmes au lendemain un nouvel examen et l'opération qui pourrait s'en suivre. En effet, le lendemain, nous constatâmes l'existence d'un calcul qui avait tout au plus une ligne à une ligne et demie dans son plus grand diamètre.

Pourrait-il être amené par l'urine dans le canal, de même que le premier, et en être extrait au moyen des pinces? Devrions-nous attendre cette terminaison heureuse? L'opération de la taille pour un calcul si petit serait-elle indiquée ? Devait-on pratiquer des injections répétées dans la vessie afin de faciliter l'expulsion du calcul? ou bien, enfin, devait-on livrer le malade aux efforts de la nature, et n'avait-on pas, dans ce cas, à redouter l'accroissement du calcul, l'impossibilité alors de l'extraire et, par conséquent, la nécessité d'une opération plus compliquée?

Dans ces diverses alternatives, nous nous décidâmes à prendre le calcul dans la vessie même avec de petites pinces à deux branches, assez fortes, que nous avions apportées, à le broyer au foret si besoin était, ou à l'extraire entier si c'était possible.

Donc, après avoir fait une injection d'infusion de graines de lin, nous introduisîmes nos pinces, avec lesquelles nous cherchâmes à saisir le calcul; cette tentative fut si heureuse, qu'à la troisième recherche nous pûmes le rencontrer et le broyer très-facilement. En retirant la pince, nous trouvâmes entre les branches le reste du détritus calculeux. L'enfant, dans le courant de la journée, jeta, toutes les fois qu'il urinait, de petits fragments qu'on reconnaissait bien dans le linge. Quarante-huit heures après, il ne resta pas trace de résidu calculeux, et les symptômes rationnels de la pierre avaient disparu entièrement.

Nous avons revu le malade trois ans après, jouissant d'une santé robuste, et nous avons constaté, par un nouvel examen, l'absence complète de tout corps étranger dans la vessie.

Nous sommes convaincu que ce calcul était congénial. En effet, il est plus que probable qu'un enfant qui, à l'âge de cinq mois, éprouvait, depuis le moment de sa naissance, des difficultés et des souffrances dans l'émission des urines; qui, de plus, était né d'une mère qui avait été graveleuse à l'âge de dix-huit à vingt ans, avait commencé à souffrir dès la vie intra-utérine. Sous ce rapport, cette observation nous semble présenter un assez grand intérêt.

Nous devons dire, en terminant, que nous avons toujours pratiqué la lithotritie avec des brise-pierres à pignon de M. Heurteloup.

§ VI.

APERÇU SUR LA LITHOTOMIE.

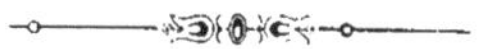

La taille est une des opérations les plus anciennement connues et pratiquées au Brésil; à Rio-Janeiro, même avant l'arrivée des chirurgiens qui accompagnaient D. João VI, elle a été exécutée par les praticiens brésiliens.

Nous n'avons connaissance que de dix cas pratiqués à Rio-Janeiro par les chirurgiens qui nous ont précédé; la méthode suivie fut toujours l'anglaise; le lithotôme double de Dupuytren n'avait point été employé; on se servait du gorgeret exclusivement. Le résultat de ces opérations, à l'exception de quatre, a toujours été la mort.

Nous avons déjà dit quelles étaient la répugnance et la frayeur des malades lorsqu'il s'agissait d'une opération de taille; outre la gravité de l'opération elle-même, il y avait à lutter contre un moral affecté par l'idée d'une mort presque certaine.

Nous nous sommes cependant trouvé six fois vis-à-vis de calculeux chez qui toutes ou presque toutes les contre-indications pour la lithotritie existaient, et nous les avons taillés. Parmi ces six malades, trois étaient âgés de moins de onze ans, trois de plus de dix-huit ans ; parmi ces six, nous en avons perdu deux. Le premier à la suite d'une péritonite si violente et si meurtrière, que toutes les ressources de l'art employées avec soin n'ont pu conjurer une issue fatale ; le second, chez lequel la muqueuse vésicale présentait une dégénérescence spongieuse semblable aux choux-fleurs, succomba vingt-huit jours après, à la suite d'une résorption purulente.

L'autopsie de ces deux sujets prouva ce que nous venons de dire ; elle a été, ainsi que les opérations, pratiquée devant les premières notabilités médicales du pays.

Observation V. — Parmi les opérations de lithotomie que nous avons pratiquées, celle qui nous paraît la plus digne d'attention est le cas qui s'est présenté chez un jeune homme brésilien, âgé de dix-huit ans, d'une constitution très-faible, exténué par des souffrances atroces depuis quatre ans. Cette opération a eu lieu le 29 mai 1849, en présence des docteurs Sigaud, Christovão, Rocha Norberto. Son exécution a été des plus difficiles et des plus longues ; le calcul, extrêmement volumineux et d'une dureté extrême, a exigé, pour pouvoir être extrait, la taille quadrilatéralisée aussitôt après la taille latéralisée. Outre ces difficultés, la chloroformisation avait produit chez ce malade une contraction musculaire tellement forte, que, pour tenir les cuisses écartées et les jambes fléchies, il a fallu y apporter une force considérable. Malgré ces difficultés, nous avons réussi à terminer l'opération sans aucun accident ; le malade a été guéri au bout de trente-cinq jours, pendant lesquels à peine une cystite traumatique s'est développée, qui fut combattue victorieusement par les sangsues, la pommade mercurielle et le calomel intérieurement.

(La pièce pathologique est mise sous les yeux de l'Académie).

Les enfants au-dessous de onze ans ont été rapidement guéris, deux d'entre eux ont présenté des calculs dont le volume était celui d'une noix moyenne ; ils pesaient quatre gros et quelques grains.

Dans tous les cas de taille, nous avons suivi la méthode bilatérale du célèbre professeur Dupuytren.

§ VII.

QUELQUES RÉFLEXIONS SUR LES HERNIES.

Sous un climat où la température moyenne est de 26 à 28° centigrades, et où les chaleurs sont permanentes pendant huit mois de l'année, on conçoit facilement combien tous les tissus doivent être relâchés; ajoutez à cela un pavage affreux, qui imprime aux voitures de violentes et dangereuses secousses, tellement que nous n'exagérons point quand nous disons qu'on y court à chaque instant le risque de se briser les membres, et vous aurez une idée des causes qui chez nous donnent lieu au développement des hernies qu'on y remarque si souvent.

Si de pareilles causes peuvent faire sentir leur influence sur les gens du monde, c'est surtout dans la basse classe et particulièrement chez les noirs qu'elles produisent leurs plus puissants effets. Mais il en est une encore plus énergique, qui, selon nous, donne lieu à la plupart des hernies inguinales qu'on remarque chez un tiers de cette population : nous voulons parler du poids énorme que les noirs portent tous sur leur tête, spécialement les noirs porteurs de café, qui se promènent du matin au soir dans les rues de Rio avec un poids de cent-soixante livres et plus. La hernie inguinale donc est très-commune chez les noirs; la hernie crurale, bien plus rare, et la hernie ombilicale assez commune chez les femmes, surtout parmi celles qui ont eu plusieurs couches.

Le charlatanisme spécule incessamment sur les hernies : on voit journellement des annonces de toute espèces d'emplâtres, de pommades, etc., etc., pour la cure radicale des hernies; les personnes qni en souffrent, pour la plupart, ne se méfient point de la spéculation et se soumettent à ces traitements, qui souvent sont appliqués à des hydrocèles que l'ignorance de ces guérisseurs confond avec des hernies.

Il en résulte souvent que de pauvres crédules, après être restés trente et quarante jours le ventre en l'air et les aines encombrées d'emplâtres et de pommades, se trouvent dans le même état qu'auparavant, ayant seulement dépensé quelques centaines de francs. On s'imagine facilement quel doit être leur étonnement lorsque, consultant un chirurgien qui reconnaît la maladie et les opère, ils voient jaillir de leurs prétendus sacs herniaires le liquide de l'hydrocèle.

Ce qu'il y a de plus déplorable encore, c'est que les malades chez lesquels une hernie vient à s'étrangler se livrent comme les autres aux charlatans, ont recours aux moyens les plus extravagants, perdent un temps précieux et mettent ainsi leur vie en péril. Les moyens les plus ordinaires employés par les empiriques sont : la lie de vin, l'huile de poisson, les dépôts de cette huile, appliqués en friction sur la partie; enfin, des tentatives de réduction pratiquées par des mains non habituées et tout à fait inhabiles.

L'usage de bandages non appropriés, souvent d'une force très-grande, l'application de ces bandages faite par des individus étrangers à la science, qui souvent les posent de façon à ce que la pelotte comprime indistinctement l'anneau, l'intestin ou l'épiploon à moitié réduit, sont autant de causes de complications dans la plupart des hernies étranglées, et autant de difficultés préparées à l'opérateur, lorsqu'il est appelé à pratiquer la herniotomie.

Le chirurgien est ordinairement appelé tardivement, et lorsque l'étranglement est augmenté et aggravé par tout ce qu'on a fait précédemment, alors on a toujours affaire à des cas compliqués très-graves.

Notre statistique montre que nous avons pratiqué douze fois l'opération de la hernie étranglée; deux fois pour des hernies ombilicales; neuf fois pour des hernies inguinales et une fois pour une hernie crurale. Sur ce nombre, nous avons eu trois morts : deux à la suite de péritonite; dans un de ces cas, la péritonite existait avant l'opération; le troisième fut opéré presque dans l'état d'agonie.

Observation VI.—Nous croyons devoir rapporter ici la relation de l'opération que nous avons pratiquée, au mois de novembre 1851, sur la personne de M. Candido Batista de Oliveira, sénateur de l'empire et conseiller d'État.

M. d'Oliveira, âgé de quarante et quelques années, d'une constitution faible, d'un tempérament bilieux sanguin, fit, dans les premiers jours du mois de novembre, une promenade à cheval à peu près à deux lieues de la ville, en allant passer la journée chez un de ses amis, le ministre des finances. En descendant de cheval, M. d'Oliveira fut pris instantanément d'une douleur à l'aine droite, accompagnée de symptômes qui furent pris pour le résultat d'une irritation gastro-intestinale et combattus comme tels. Malgré les applications faites, l'état du malade empira ; des vomissements eurent lieu, et augmentèrent de jour en jour. Le médecin craignit alors l'étranglement d'une hernie crurale que M. d'Oliveira portait au côté gauche depuis longtemps ; mais la parfaite réductibilité de la tumeur et l'usage constant d'un bandage firent abandonner cette idée. On continua à regarder la maladie comme une gastro-entérite très-aiguë, et le traitement antiphlogistique fut employé. Le huitième jour, des symptômes graves, tels que le vomissement des matières fécales, mirent tout le monde en alarme, et le soir même je fus appelé par le docteur Meirelles, qui, ayant visité le malade ce jour-là à midi, avait reconnu une nouvelle hernie crurale étranglée de l'autre côté (côté droit).

Je visitai M. d'Oliveira à six heures du soir, et je confirmai le diagnostic du docteur Meirelles. Jusqu'alors aucune tentative de réduction n'avait été faite, quoique l'application de sangsues sur la tumeur, de cataplasme, des bains, la pommade de belladone, les purgatifs, les lavements de même nature, etc., eussent été employés.

Je cherchai donc à réduire la hernie, ce que j'obtins après quelques tentatives, et j'appliquai sur-le-champ un bandage très-léger ; après quoi tous les symptômes d'étranglement cessèrent : le malade s'en trouva beaucoup mieux, et il dormit d'un sommeil paisible jusqu'à une heure du matin. Le bandage ayant glissé, laissa sortir l'intestin, et les symptômes d'étranglement recommencèrent avec une nouvelle et extrême intensité. Le malade, exténué par des souffrances qui duraient depuis huit jours, présentait l'état le plus alarmant. Les vomissements de matières fécales se succédaient avec intervalles si rapprochés, que M. d'Oliveira manqua de suffoquer.

A quatre heures du matin, on courut me chercher, et, à sept heures, je trouvai M. d'Oliveira dans un péril imminent, n'ayant, suivant moi, d'autre ressource que de se soumettre à une opération, s'il en était temps encore.

Le vomissement fécal, le ballonnement et la sensibilité extrême de tout le ventre, la petitesse et l'intermittence du pouls, la sécheresse de la langue, le refroidissement des extrémités thoraciques et abdominales, la décomposition du facies, l'anxiété, puis, une prostration extrême, tel était l'état presque désespéré dans lequel nous trouvâmes le malade.

Je ne tardai pas d'une minute, et à sept heures et demie j'opérai M. d'Oliveira.

Ce fut dans une bouillie gangréneuse que je dus chercher à reconnaître des organes qui avaient entièrement perdu leur caractère anatomo-physiologique; je pus cependant distinguer au milieu de cette désorganisation les débris de l'intestin cœcum que j'excisai; m'apercevant que des adhérences s'étaient formées entre lui et le bord supérieur de l'arcade crurale, je respectai ces adhérences protectrices, et je tâchai de fixer la partie inférieure de l'intestin, qui, par bonheur, était en bon état : l'anus artificiel, qui devait plus tard sauver le malade, fut aussi établi. Dès que le sac herniaire fut rompu, une quantité énorme de matières fécales très-liquides, des substances gélatineuses provenant de capsules d'huile de ricin que le malade avait prises , des pilules encore tout entières, sortirent par l'ouverture. Un pansement convenable fut fait; le repos le plus absolu fut recommandé, ainsi qu'une abstinence complète de toute alimentation.

Dès que l'opération fut pratiquée, les symptômes graves cessèrent peu à peu, et M. d'Oliveira revint à la vie avec une telle rapidité, que, vingt-quatre jours plus tard, l'anus artificiel avait cessé de fonctionner et que l'évacuation reprenait son cours naturel ; un mois après, le malade jouissait d'une santé qui ne s'est pas altérée jusqu'à ce jour.

L'étranglement d'une portion du cœcum formé par un pli pincé par l'anneau crural, la mortification de ce pli ont constitué évidemment la hernie. Les adhérences heureusement établies dans la partie supérieure, celles qui se sont formées plus tard par les moyens que nous avons employés, établirent l'anus contre nature La constitution heureuse, privilégiée de M. d'Oliveira lui a valu d'échapper à une mort certaine.

§ VIII.

DEUX MOTS SUR LA RÉSECTION DES OS.

Nous n'avons pas connaissance qu'aucune résection des os ait été pratiquée à Rio-Janeiro avant 1839. Tous les cas qui réclament cette opération se terminaient ou par l'amputation, ou par l'abandon du malade, qui succombait aux ravages du mal : si par hasard il échappait, cette terminaison heureuse était due à la force régénératrice de la nature et nullement à l'art.

L'emploi de la scie à chaînons et celui de la scie à molette n'était pas connu ou du moins mis en usage. On a eu même de la peine à convaincre les malades et certains médecins qu'on pouvait réséquer la partie d'un os, sa moitié, sa totalité même, avec plein succès, sans avoir recours à l'amputation.

Nous avons vu le docteur Peixoto, voulant pratiquer la

résection partielle du maxillaire inférieur à la suite d'un ostéo-sarcome de cet os, être forcé d'en abandonner l'exécution. Le malade, qui était un jeune nègre, ne put s'y soumettre, son maître, de peur de le perdre pendant l'opération, s'étant obstinément refusé à celle-ci.

Observation VII. — La première résection que nous ayons pratiquée eut lieu, en 1840, chez un jeune nègre, âgé de dix à douze ans, auquel la maladresse d'un dentiste fit éclater une portion du maxillaireinférieur en lui arrachant la seconde molaire droite. Cet accident fut suivi de la carie de l'os ; des points fistuleux s'établirent, et cet état, qui durait depuis à peu près deux ans commençait à influer sur l'état général du malade, qui, d'ail-leurs, se trouvait dans des circonstances très-favorables pour subir la résection partielle de la mandibule, et nous laissait tout espoir de pouvoir le guérir.

En effet, après avoir soumis le malade à un traitement anti-scrofuleux, nous avons exécuté l'opération en enlevant l'os par sa symphise et sa branche montante au-dessus de son échancrure. La réussite fut complète et la cicatrisation s'effectua au bout de trente-trois jours.

La résection partielle du tibia, du cubitus à son extrémité carpienne, du péronée à sa malléole externe, des métacarpiens, celle de la clavicule droite, toutes à la suite de fractures comminutives, ont été pratiquées avec un plein succès.

Observation VIII. — Parmi les résections, une des plus importantes (et la seule de ce genre pratiquée jusqu'à ce jour au Brésil) est celle que nous avons faite chez un jeune noir, âgé de dix-huit ans, qui à la suite d'une tumeur froide qui lui était survenue à la partie supérieure et antérieure de l'articulation scapulo-humérale droite, et qui fut ouverte, donna lieu à une carie de l'humérus. Ce malade, qui fut traité par le docteur Sigaud, nous a été confié plus tard (huit mois après). Notre examen nous a convaincu d'une altération profonde de l'humérus, qui s'étendait de sa tête jusqu'à son tiers moyen : la capsule articulaire se trouvait détruite à sa partie supérieure et moyenne.

La carie était donc pour nous le résultat de ces altérations chez un individu d'un tempérament lymphatique, infecté de scrofules, comme le sont la plupart des noirs, ayant une suppuration établie depuis un an, laquelle s'était frayé, outre la pénétration de la tumeur, un passage à travers plusieurs conduits fistuleux qui entouraient l'articulation.

Une consultation eut lieu avec les docteurs Sigaud et Pertence, et je présentai l'idée de la résection de l'humérus après l'avoir désarticulé; je me proposais ainsi de tâcher de conserver le membre au malade; cette idée fut acceptée, et j'exécutai l'opération le 17 décembre 1850, en présence des deux médecins consultants et du docteur Meirelles fils.

Le malade était couché sur une table, le membre qui devait subir l'opération écarté du corps; nous avons pratiqué une incision qui, commençant en haut de l'articulation à l'endroit ulcéré et se dirigeant verticalement vers la partie inférieure, a divisé le deltoïde dans toute son épaisseur, et s'est terminée vers le tiers supérieur du biceps, près de son insertion, qui fut comprise dans l'incision; celle-ci fut ensuite allongée de deux pouces par suite de l'état de l'os, que nous avons constaté être altéré au delà du point que nous avions d'abord considéré comme sain. La première incision fut suivie d'une seconde, transversale, qui contourna la moitié antérieure de la circonférence du bras formant ainsi une espèce de L renversé. Ceci fait, nous avons écarté fortement les bords de la première incision, au moyen de crochets, et nous avons cherché à mettre à nu l'articulation, dont la capsule était déjà ouverte par l'ulcération; nous avons augmenté cette ouverture par une incision transversale ; après quoi un aide a fait l'extension du bras autant que possible, et nous avons incisé aussitôt le ligament interne. Un mouvement de bascule, imprimé de dedans en dehors, accompagné d'un mouvement de rotation, nous a facilité la section des muscles rotateurs de la tête de l'humérus, le sous-scapulaire, le sous-épineux et le petit-rond ; la tête de l'humérus s'est dégagée alors ; nous avons fait glisser derrière elle un couteau moyen à amputation dont le tranchant regardait l'os, tandis que le dos était tourné vers les parties molles, lesquelles étaient garanties par deux petites planches appropriées ; nous avons incisé tous les tissus en rasant l'os, et sommes arrivés, à la partie postérieure, jusqu'au niveau de l'incision transversale, qui terminait la verticale de la partie antérieure.

Les tissus ayant été fortement écartés et garantis par les deux petites planches en bois, nous avons évité l'atteinte des vaisseaux importants de cette région délicate : le grand et le petit pectoral, dans leur insertion humérale, le grand dentelé ainsi que quelques fibres du triceps, l'artère musculaire profonde, furent compris dans cette coupe, après laquelle, ayant dégagé l'os des restes des tissus et de son périoste, ayant reconnu son état, nous avons passé par-derrière une scie à chaînons et nous en avons pratiqué la résection à l'union de son tiers moyen avec son tiers inférieur.

Le malade fut chloroformisé à deux reprises différentes pendant l'opération, qui ne dura environ que douze minutes, grâce à la manière parfaitement intelligente avec laquelle je fus secondé par les docteurs Pertence et Meirelles fils.

La réunion fut faite au moyen de bandelettes agglutinatives placées à intervalles convenables pour donner issue à la suppuration qui devait nécessairement augmenter de beaucoup. Le bras fut rapproché le plus possible de l'avant-bras qui reposait sur une écharpe adaptée à une gouttière en fer-blanc bien rembourrée ; un linge troué enduit de cérat, de plumasseaux de charpie fine, des compresses et une bande circulaire, ainsi qu'un bandage de corps simple, terminèrent l'appareil.

Après cette opération, le malade n'éprouva aucun symptôme grave jusqu'au quatrième jour, où il fut pris du trismus ; ce symptôme, combattu avec énergie, céda heureusement, mais pour être remplacé, au vingt-troisième jour, par les symptômes bien prononcés de la résorption purulente ; cet accident mit les jours de notre malade dans le plus grand danger ; mais nous finîmes enfin par en triompher, et le quatre-vingt-troisième jour, à compter du premier de l'opération, le malade était tout à fait rétabli.

Le membre devint plus court de trois pouces et demi ; presque tous les mouvements de l'avant-bras s'exécutaient, et quelques-uns de ceux du bras, très-imparfaits il est vrai, commençaient à avoir lieu. Les parties molles, dépouillées de la portion de l'os ressèqué, commençaient déjà à acquérir un certain degré de dureté qui, au bout d'un an, augmenta de telle sorte, que le malade pouvait porter la main à la figure et exercer quelques mouvements de rotation incomplets et très-circonscrits.

Je voulus faire confectionner un appareil qui aurait pu aider grandement à la plupart des mouvements perdus ou imparfaits ; mais le maître du noir ne voulut pas en faire la dépense.

Il y a environ un an que nous avons vu ce malade se servant à peu près bien de son bras, n'ayant pour tout appareil qu'un bandage grossier en forme d'écharpe, lequel lui fournissait un point d'appui au coude. Nous avons examiné la partie supérieure du bras, siége de l'opération, et nous avons constaté une dureté des tissus égalant presque celle de l'os.

La conservation du membre, et par conséquent son utilité, quoique moins complète que dans l'état normal, suffit, nous le croyons, pour justifier pleinement l'opération pratiquée. Nous avons l'honneur de mettre la pièce pathologique sous les yeux de l'Académie.

§ IX.

APERÇU SUR LE CANCER DE L'UTÉRUS.

La dégénérescence cancéreuse de l'utérus est assez commune chez nous. Le développement précoce de la femme dans nos climats, où, assez souvent, l'on voit des jeunes filles de treize, douze et même onze ans, être parfaitement réglées ; les mariages contractés à ces mêmes âges ; la leucorrhée, très-commune après et avant les accouchements, la syphilis héréditaire, sont autant de causes de cette affreuse maladie.

Nous avons souvent soigné de jeunes femmes qui, à l'âge de quinze à seize ans, avaient déjà été mères une et deux fois, ayant à la suite de ces couches l'utérus attaqué soit par des excoriations et des ulcérations, soit par des fissures, que nous avons soignées avec succès par la cautérisation et le traitement interne antisyphilitique.

Quoique le traitement de ces affections fut dirigé avec beaucoup de discernement par nos prédécesseurs, qui n'ont jamais eu recours qu'à des ressources médicales. les moyens chirurgicaux n'allaient pas au delà de la cautérisation avec le nitrate d'argent ou avec le nitrate acide de mercure. L'amputation partielle, et encore moins l'ablation totale de l'utérus, n'avaient point été pratiquées, du moins nous n'en avons aucune connaissance.

Dans notre pratique, nous avons eu l'occasion d'exécuter deux fois l'amputation du col utérin et une fois l'amputation complète. Cette opération, que nous croyons avoir été le premier à pratiquer, a eu lieu en 1846, chez une jeune femme française, nommée Mme D....

Observation IX.—Mme D..., âgée de trente-neuf ans, d'un tempérament lymphatique, d'une constitution faible, veuve, ayant eu une fille à l'âge de vingt ans, n'ayant éprouvé aucune maladie remarquable jusqu'à sa trente-et-unième année, commença, vers cet âge, à éprouver un trouble dans ses fonctions menstruelles : tantôt c'étaient des hémorrhagies très-actives, tantôt la cessation complète de ses règles, qui étaient remplacées par un écoulement muqueux qui l'incommodait beaucoup. A l'âge de trente-six ans, elle s'aperçut que sa matrice descendait beaucoup; elle commença alors à éprouver des douleurs plus ou moins fortes et lancinantes, accompagnées d'un écoulement muco-purulent très-abondant et d'une odeur très-fétide. Autour du col apparurent alors quelques ulcérations que la malade pouvait voir, vu la chute de l'utérus; elle se soignait elle-même avec des remèdes conseillés par des commères.

Malgré ces remèdes, son état général se détériora promptement; elle changeait à vue d'œil, ce qui la décida à nous appeler vers le milieu du mois d'août 1846

D'après l'examen minutieux auquel nous procédâmes, nous pûmes nous assurer que tout l'utérus était le siége, sinon d'un carcinôme, du moins d'un squirrhe ulcéré. La chute de la matrice, dont l'orifice se présentait au niveau de la vulve, nous facilita beaucoup cet examen.

La malade ayant suivi, quelques mois auparavant, un traitement antisyphilitique et antiscrofuleux, parfaitement dirigé par un médecin, notre compatriote, nous proposâmes l'opération comme le seul moyen qui pourrait, selon nous, amener la cure et sauver la malade. Son état général, quoique visiblement détérioré, n'avait point encore le cachet de la diathèse cancéreuse; le système glandulaire ne présentait aucune altération; l'appétit était assez bon, les voies digestives étaient dans leur état normal.

Cette malade, douée d'un grand courage et entièrement décidée à subir l'opération, s'est livrée avec confiance à nos soins. Le 4 septembre, nous avons pratiqué l'amputation de l'utérus, aidé des docteurs Texcira et Lacaille.

Nous avons déjà mentionné le prolapsus très-prononcé de la matrice, qui nous a facilité beaucoup l'examen et l'opération que nous allons décrire.

La malade, couchée à plat sur une table, les hanches appuyées sur les bords, les jambes courbées et les cuisses bien écartées, nous avons commencé par évacuer la vessie, et nous avons enfoncé deux pinces-érignes dans l'utérus; nous avons exercé des tractions convenables pour le faire descendre le plus possible, et nous l'avons disséqué soigneusement. La vessie fut maintenue par un aide, et nous avons fendu avec beaucoup de précaution le péritoine ; alors nous avons incisé les attaches de la matrice après les avoir liées en masse. Pendant cette opération, qui a duré dix minutes environ, une petite hémorrhagie s'est déclarée, laquelle a cédé tout à fait à des applications d'eau froide. Nous avons réuni la plaie vaginale au moyen de trois points de suture ordinaire, et injecté un mélange d'eau et d'une faible quantité de teinture de ratanhia ; enfin, nous avons tamponné la cavité résultant de l'opération avec des bourdonnets de charpie fine trempée dans de l'eau fraîche.

La malade, qui supporta l'opération avec un courage stoïque, fut portée dans son lit, où le repos le plus absolu, ainsi que l'abstinence complète de toute alimentation lui furent recommandés.

Nous lui prescrivîmes une potion calmante au laurier-cerise et des fomentations d'huile d'amandes douces sur le ventre, qui, plus tard, furent remplacées par la pommade mercurielle.

Les huit premiers jours se passèrent sans rien de remarquable ; mais le neuvième apparurent des symptômes de péritonite qui, heureusement, cédèrent au traitement employé et firent place à une suppuration fort abondante, qui céda elle-même à des pansements répétés plusieurs fois par jour et à une très-grande propreté. Une médication tonique et ferrugineuse fut employée avec succès, et la malade, trente-sept jours après l'opération, était entièrement rétablie.

Cinq mois après l'opération, Mme D... commença à éprouver une douleur sourde et profonde dans la fosse iliaque gauche, douleur qui détermina plus tard la flexion de la cuisse sur le ventre ; puis, une tumeur apparut dans la fosse iliaque ; bientôt on y constata la suppuration, et l'on donna issue au pus, dix-huit jours après l'apparition des premiers signes de la tumeur. Cette suppuration prolongée et abondante, qui, cinquante-huit jours après l'ouverture de l'abcès, était aussi forte qu'au commencement, débilita extrêmement la malade, finit par donner lieu à une diarrhée colliquative, et, enfin, entraîna la mort, un mois après son apparition.

Le traitement de ces dernières complicationsfut dirigé par un de nos collègues qui se trouvait hors la ville, à l'endroit où la malade s'était rendue.

A la nouvelle de sa mort, l'intention ne me manqua

pas de faire l'ouverture du corps ; mais la distance trop grande qui me séparait du lieu où la malade avait succombé, m'obligea à renoncer à mon projet.

La mort a-t-elle été occasionnée par l'apparition de la tumeur de la fosse illiaque, déterminée elle-même par l'opération pratiquée cinq mois auparavant?

La malade, qui, pendant cinq mois, a gagné beaucoup par suite de l'opération et dont la santé était presque rétablie, devrait-elle sa mort à cette même opération?

Qu'il nous soit permis d'en douter.

§ X.

EXPLICATION DU TABLEAU STATISTIQUE

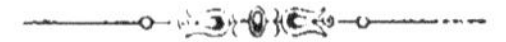

Le tableau statistique par lequel nous terminons le travail que nous venons d'avoir l'honneur de vous présenter ne comprend que les résultats de notre clinique particulière, la clinique de l'hôpital de la Santa-Caza da Misericordia (le premier hôpital civil de Rio) dont nous sommes le chirurgien, ne pouvant être regardée comme une propriété à nous, puisqu'elle est publiée dans le rapport annuel des travaux chirurgicaux de l'hôpital, par ordre supérieur de l'Administration. Nous pouvons cependant vous assurer que la mortalité y est représentée par un chiffre qui n'a point dépassé jusqu'à présent la proportion de neuf pour cent.

Dans notre statistique, nous avons adopté l'ordre suivant : 1° désignation des maladies; 2° nombre d'opérations; 3° cures complètes; 4° cures incomplètes; 5° décès; 6° récidives; 7° remarques et considérations diverses.

Cette statistique, dont le relevé abrégé, sans aucune observation ou réflexion, a été tous les ans publié dans les journaux de Rio, offre un caractère d'authenticité qui nous met à couvert de tout reproche d'exagération ou de tout soupçon sur la nature ou le nombre des faits mentionnés.

Que ce travail imparfait mérite l'approbation de cette illustre Académie, et nos vœux seront comblés.

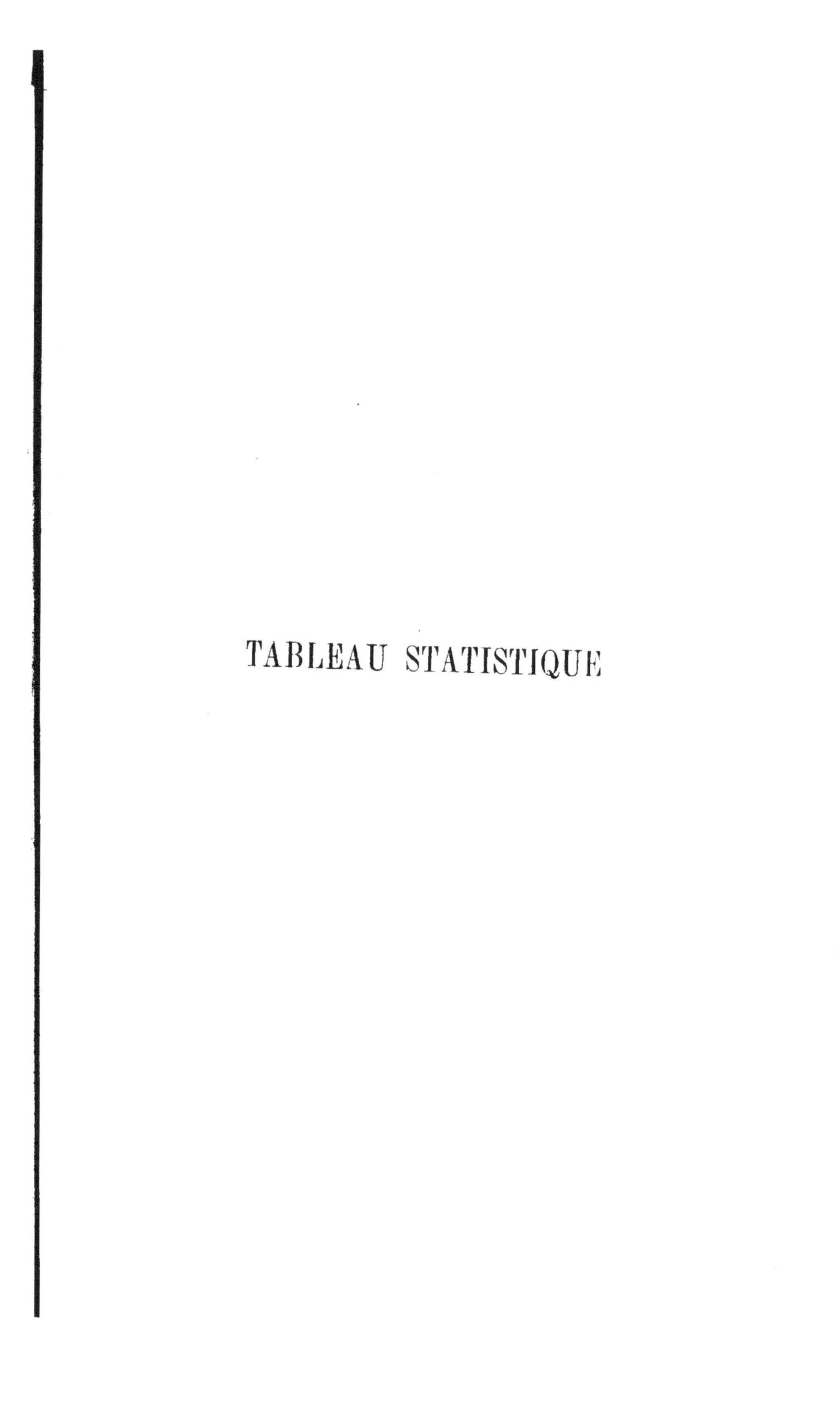

TABLEAU STATISTIQUE

TABLEAU

DE LA CLINIQUE CHIRURGICALE

Pendant seize ans de pratique

NATURE DES MALADIES.	NOMBRE D'OPÉRATIONS.	CURES		REPRODUCTIONS	
		COMPLÈTES.	INCOMPLÈTES.	RÉCIDIVES.	DÉCÈS.
Abcès de la fosse iliaque	27	»	»	»	3
Accouchements	6	»	»	»	»
Amputations dans la continuité ...	8	»	»	»	»
Amputations dans la contiguïté ...	21	»	»	»	»
Amputation du pénis	6	»	»	1	»
Amputation du prépuce	16	»	»	»	»
Amputation de l'utérus	3	»	»	1	»
Amputation du sein	26	»	»	5	3
Anévrismes	1	»	»	»	»
Anthrax malin	13	»	»	»	»
Atherôme	3	»	»	»	»
Cancer de la face	6	»	»	1	1
Castration	4	»	»	»	»
Empyèmes	2	»	»	»	»
Extraction de corps étrangers	3	»	»	»	»
Extraction d'une balle	1	»	»	»	»
Extirpation de la glande axillaire.	2	»	»		
Excision des amygdales	6	»	»		
Fistules à l'anus	35	»	»	2	»
Fistules lacrymales	7	»	1	»	»
Fistules vésico-vaginales	2	»	1	»	»
Fractures	23	»	»	»	»
A reporter.....	221	»	2	10	7

STATISTIQUE

CIVILE DU DOCTEUR A. DA COSTA

à Rio-Janeiro (1839-1854).

OBSERVATIONS.

Deux sont morts à la suite de résorption purulente. Un fut opéré presqu'en état d'agonie.

Nous ne parlons que des accouchements dans lesquels nous avons eu recours à des manœuvres instrumentales. Une céphalothripsie; cinq extractions à l'aide du forceps.

Deux de cuisses; deux du bras; une de l'avant-bras; trois de la jambe; sept par la méthode circulaire et une par la méthode à lambeaux.

Une du poignet droit chez une femme; une médio-tarsienne: quatre carpo-métacarpiennes; toutes les autres, phalangiennes.

Tous les six étaient carcinomateux; deux partielles; quatre totales.

Etat squirrheux chez tous.

Deux partielles, comprenant seulement le col; une totale.

Les trois décès ont eu lieu chez les malades dans lesquels la reproduction s'est manifestée. Les deux autres ont subi une seconde opération. Sur les 26 malades, deux étaient du sexe masculin.

Cet anévrisme de la carotide primitive droite fut traité par l'électro-acuponcture (amélioration très-marquée et durable).

Le malade qui est mort, s'est pour ainsi dire suicidé en se plongeant dans un bain froid, quarante-huit heures après l'opération, ce qui donna lieu à un érysipèle de la face, qui se termina par la gangrène.

Une complète; trois partielles; toutes à la suite de cancer des testicules.

Deux de l'ésophage, dont une était un morceau de côtelette de porc avalé; l'autre, le cylindre en buffle d'une seringue avalé par un enfant de deux ans; le troisième, le tiers d'une sonde en gomme élastique, cassée dans l'intérieur de la vessie.

Suite de tentative de suicide. Engagement d'une balle de pistolet de poche dans le conduit auditif interne droit.

Toutes deux squirrheuses.

Toutes deux ont été traitées en pratiquant la suture entortillée, après avoir rafraîchi les bords de l'ouverture.

Une de la mâchoire inférieure; une comminutive de la voûte palatine; trois du col du fémur, intra-capsulaires: une de l'apophyse montante du maxillaire supérieur; toutes les autres plus ou moins compliquées des membres thoraciques et abdominaux.

NATURE DES MALADIES.	NOMBRE D'OPÉRATIONS.	CURES		REPRODUCTIONS	
		COMPLÈTES.	INCOMPLÈTES.	RÉCIDIVES.	DÉCÈS.
Report...........	221	»	2	10	7
Hydrocèles....................	170	»	»	22	»
Hématocèles	17	»	»	»	»
Herniotomies..................	12	»	»	»	3
Ligature des artères............	17	»	»	»	»
Lipômes......................	44	»	»	»	»
Lithotrities..................	34	»	»	1	2
Lithotomies..................	6	»	»	»	2
Luxations..................	8	»	»	»	»
Melicéris......................	13	»	»	»	»
Orchites blenorrhagiques.......	15	»	»	»	»
Polypes de l'utérus............	5	»	»	»	»
Polypes des fosses nasales.....	16	»	»	2	»
Polypes auriculaires...........	3	»	»	»	»
Ptérigions....................	4	»	»	»	»
Perforations du sinus maxillaire.	3	»	»	»	»
Panaris......................	35	»	»	»	»
Rétrécissement du canal de l'urètre..................	710	»	12	»	7
Rétrécissement du rectum.......	6	»	»	»	
Résection des os..............	10	»	»	»	
Tumeurs éléphantiasiques.......	1		»	»	
A reporter........	1353	»	14	35	21

OBSERVATIONS.

Méthode de l'injection après la ponction.

Dans deux cas, nous avons pratiqué l'excision complète de la tunique vaginale.

Deux ombilicales; une crurale; neuf inguinales.— Deux succombèrent à la suite de péritonite; un, de tétanos.

Quatre de la fémorale, pour anévrisme de la poplitée; sept, de la radiale, pour blessures; une, de la tibiale, pour anévrisme de la pédieuse; deux, de la brachiale, pour anévrisme de la cubitale; une, de la cubitale, pour blessure; une, de la sous-clavière, pour blessure de l'axillaire; une, de la temporale, pour blessure.

Parmi ces tumeurs, deux étaient très-considérables, surtout une, placée à l'aîne gauche, pesant huit livres après l'opération, l'autre, de la région cervicale postérieure, pesant cinq livres.

Parmi les morts, un a succombé à la suite d'une congestion cérébrale, dix jours après la première séance; l'autre, à la suite d'une cystite chronique.

Un, à la suite d'une péritonite violente; l'autre, à la suite d'une dégénérescence de la muqueuse vésicale.

Deux, du poignet; trois, coxo-fémorales; une, scapulo-humérale, une, tibio-tarsienne; une, huméro-cubitale.

Dans tous les cas, nous avons eu recours à la ponction.

Deux celluleux; trois fibreux.—Ligature, excision, cautérisation.

Deux fibreux; quatorze muqueux —Ligature, arrachement.

Arrachement.

Ces perforations, réclamées par des dépôts purulents, ont été pratiquées toutes par l'alvéole.

Dans tous les cas, nous avons été forcé de débrider l'aponévrose palmaire, et d'extraire plusieurs phalanges cariées.

La cautérisation, la dilatation, l'urétrotomie, ont été les moyens employés. Parmi ce nombre de malades, nous en avons compté cent quatre-vingt-onze atteints de fistules urinaires; six, de fistules urétro-rectales; un, de fistule vésico-rectale; vingt et un, de fausses routes; cinq, de gangrène du périnée avec destruction de l'urètre; un, d'oblitération complète de toute la portion droite du canal; un, de rupture de la vessie; et trois, d'épispadias.

Débridement.—Dilatation.

Deux partielles de la mâchoire inférieure: une, *idem* du maxillaire supérieur; deux, des deux premiers métacarpiens; une, partielle du tibia droit; une, *idem* du cubitus à son extrémité carpienne; une, *idem* du péroné gauche (extrémité tarsienne); une, de la clavicule gauche; une, de l'humérus gauche à son tiers-moyen, après l'avoir désarticulé en conservant le membre. Opération pour la première fois pratiquée au Brésil.

Une, de l'oreille; deux du scrotum; une, des grandes lèvres, chez la femme.

NATURE DES MALADIES.	NOMBRE D'OPÉRATIONS.	CURES COMPLÈTES.	CURES INCOMPLÈTES.	REPRODUCTIONS RÉCIDIVES.	REPRODUCTIONS DÉCÈS.
Report...........	1353	»	14	35	21
Tumeurs fibreuses..............	2	»	»	»	»
Tumeurs squirrheuses...........	7	»	»	»	1
Tumeurs érectiles..............	2	»	»	»	»
Tumeurs fongueuses.............	7	»	»	»	»
Stéatomes......................	3	»	»	»	»
Staphylorahie.................	1	»	»	»	»
Thrichiasis....................	8	»	»	»	»
Trépanations...................	2	»	»	»	»
Ténotomies.....................	6	»	1	»	»
Abcès sous-musculaires et sous-aponévrotiques............	263	»	»	»	4
TOTAL.........	1654	»	15	35	26

OBSERVATIONS.

Une, de l'arcade alvéolaire inférieure; une, de la voûte palatine.—Moyens employés : extraction, cautérisation.

Une de la voûte palatine; une des bords de l'anus; une de la parotide gauche; une de la région latérale cervicale gauche, embrassant la carotide; deux de l'aisselle; une de la partie supérieure et interne de la cuisse droite, d'un volume très-grand et du poids de douze livres; ce malade est mort onze jours après l'opération, à la suite d'une résorption purulente.

Toutes les deux des lèvres—Ligature, excision et cautérisation.

Deux de la langue; quatre de l'anus; une de la vulve.—Ligature, excision, cautérisation.

Pratiquée à la suite d'une chute sur la tête, qui occasionna la fracture comminutive de la voûte palatine.

Une à la suite de carie de la table externe de la bosse pariétale droite; une à la suite de fracture comminutive à la suture fronto-pariétale.

Sections du tendon d'Achille; du fléchisseur propre du gros orteil; du tibial antérieur; du long péronnier latéral; de l'aponévrose plantaire externe. — (réclamées par des pieds-bots équin et valgus)—du sterno-cleïdo-mastoïdien.

Ces abcès, nous les notons, car ils occupaient tous des régions très-importantes, et le diagnostic de plusieurs d'entre eux était fort obscur. Les quatre décès ont eu lieu à la suite de résorption purulente.

Nous mentionnerons, en terminant, et sans les faire entrer dans le chiffre des cas chirurgicaux compris dans cette statistique, soixante-douze cas de blessures provenant de coups de couteaux, d'armes à feu et par écrasement, qui ont réclamé la suture, tantôt simple, tantôt entortillée, et la régularisation, la dilatation des plaies et la ligature des vaisseaux compromis, etc., etc.; ainsi que vingt-huit cas de taxis, neuf pour des hernies ombilicales, et dix-neuf pour des hernies inguinales.

Enfin, nous ferons remarquer aussi que tous les cas qui ne sont pas représentés dans les colonnes des cures incomplètes, des récidives et des décès doivent tous re placés dans la colonne des cures complètes.

FIN.

TABLE DES MATIÈRES.

Pages.

Rapport de l'Académie de médecine de Paris, par M. JOBERT (de Lamballe) 1

AVANT-PROPOS. Coup d'œil sur l'état de la chirurgie au Brésil. 3

§ I. Considérations sur l'hydrocèle 13

§ II. Considérations sur les rétrécissements de l'urètre. 17

§ III. Modifications de quelques instruments pour la chirurgie urétrale 31

§ IV. Quelques mots sur le cancer du sein 39

§ V. Aperçu sur la lithotritie 43

§ VI. Aperçu sur la lithotomie 49

§ VII. Quelques réflexions sur les hernies 53

§ VIII. Deux mots sur la résection des os 59

§ IX. Observations sur le cancer de l'utérus 65

§ X. Tableau statistique 65

www.ingramcontent.com/pod-product-compliance
Ingram Content Group UK Ltd.
Pitfield, Milton Keynes, MK11 3LW, UK
UKHW021114260726
13994UKWH00002B/876

9 782329 414423